Hans Schulz

Muskeltraining mit Hanteln

Leistungssteigerung für Sport und Fitness

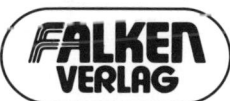

Vom gleichen Autor sind im Falken-Verlag erschienen:
»Bodybuilding für Frauen«, »Schlank und fit durch Aerobic« sowie
»Stretching«.

Dieses Buch ist Herrn Benno Dahmen für seine beispiellose Unterstützung
meiner Arbeiten im Fitnessbereich gewidmet.

CIP-Kurztitelaufnahme der Deutschen Bibliothek

Schulz, Hans:
Muskeltraining mit Hanteln: Leistungssteigerung für Sport u. Fitness /
Hans Schulz. [Fotos: Cornelia Dunkel; Günter Otte]. –
Niedernhausen/Ts.: Falken-Verlag, 1983.
    ISBN 3-8068-0676-4

ISBN 3 8068 0676 4

© 1983/86 by Falken-Verlag GmbH, 6272 Niedernhausen/Ts.
Titelbild: Günter Otte
Fotos: Cornelia Dunkel, Günter Otte
Die Ratschläge in diesem Buch sind von Autor und Verlag sorgfältig erwo-
gen und geprüft, dennoch kann eine Garantie nicht übernommen werden.
Eine Haftung des Autors bzw. des Verlages und seiner Beauftragten für
Personen-, Sach- und Vermögensschäden ist ausgeschlossen.
Gesamtherstellung: H. G. Gachet & Co., 6070 Langen

817 2635 44

Inhalt

Vorwort

Über die nicht nur eventuell, sondern garantiert eintretenden gesundheitlichen Schäden bei »Nichtbewegung« und bei Außerachtlassen ernährungsbedingter Grundregeln wollen wir uns an dieser Stelle nicht lange aufhalten. Dieses Thema wurde schon ausgiebig in den Medien besprochen. Sieht doch der Tag eines »Nichtsportlers« so aus: Aufstehen, Körperpflege und Frühstück in Eile (oder auch keines), kurzer Gang zum Auto, Fahrt zur Arbeitsstelle, meist sitzende, nicht körperlich anstrengende Tätigkeit, Mittagessen oft ohne Rücksicht auf Zusammenstellung und Kaloriengehalt, Feierabend, Heimfahrt im Auto, Füße auf den Tisch, TV einschalten, rechts Bierglas, links Knabberschale. Gegen 23 Uhr tiefes Gähnen – und ab ins Bett! Dies Tag für Tag – endlich Samstag und Sonntag, endlich mal richtig ausruhen und ausschlafen. Die Folgen über kurz oder lang liegen auf der Hand: nachlassende Energie, Kurzatmigkeit, Müdigkeit, Lustlosigkeit an der Lust, mangelnde Belastbarkeit, Sich-selbst-nicht-leiden-können, erste Krankheitszeichen, wie hoher Blutdruck, steigender Cholesterinspiegel, danach Herzbeschwerden ...
»Aber der Arzt wird's ja schon richten!«

Was soll's – es gibt ja Kuren, Krankengeld und den fürsorgenden Lebenspartner.
Von der im Schwimmbad fast schon an Belästigung grenzenden Figur mit »Schwimmreifen« in Nabelhöhe, Staksbeinen und eingesunkener »Heldenbrust« wollen wir erst gar nicht reden ...
Ein vom Autor aus Abneigung gegen »diese Sorte Mensch« herausgegriffenes Extrembeispiel?
Weit gefehlt!
Greifen Sie zum Hörer, und lassen Sie sich vom Gesundheitsamt die Statistiken über Übergewicht und dessen Folgen zukommen oder die Gründe der hohen Sterbeziffern oder die Ursachen der Krankheitsfälle.
Ein Gegenbeispiel, und zwar gar nicht extremer Art: Aufstehen, Kurzgymnastik, Frühstück ohne Zeitdruck bei ausgewogener Zusammenstellung der Nahrung, 2 Haltestellen zu Fuß und dann in die Straßenbahn, Treppen rauf ins Büro. Sitzende Tätigkeit mit halbstündiger Kurzunterbrechung durch Streckgymnastik (schaut auf die Japaner!), Diätessen in der Kantine, Heimfahrt nach Feierabend, 2 km im Wald joggen oder scharf gehen, Griff zu den Hanteln und 20 Minuten durchdachtes Trainingsprogramm mit anschließen-

den Dehnungsübungen. Nach erfrischender Dusche gesunde und ausgewogene Kost und 20-Minuten-Gang mit Waldi – nein, nicht zur nächsten feuchten Ecke – um den Block.

Morgen ist's vielleicht zur Abwechslung ein Besuch im Schwimmbad oder eine kurze Berg-Tal-Fahrt mit dem Rad.

Kenner des Gesundheitssports und Einsichtige werden dem Autor beipflichten, daß das eben Dargestellte weder Angstmache noch Pessimismus ist – es ist einfach Tatsache.

Sie haben dieses Buch vermutlich gekauft, weil Sie der Titel reizte.

Da steht etwas von Muskeltraining und von Sport. Vielleicht wieder mal so ein Buch über Fitness, Reduzierung des Fetts am Körper, Blutdruckregelung, Erstarken und dergleichen?

Richtig! Aber der Autor wird in diesem Buch praktikable Methoden zeigen, wie Sie wirkungsvoll ohne viel Geld- und Zeitaufwand das Beste tun können für

- Ihre Gesundheit,
- Ihre Figur,
- Ihre Körperkraft,
- Ihre Ausdauer,
- Ihre Gelenkigkeit,
- Verbesserung in Ihrer Lieblingssportart.

Das ist nicht nur viel, sondern die beste Investition, die Sie im Leben machen können.

Und wenn da oben steht »ohne viel Geld- und Zeitaufwand«, dann heißt das nicht, daß sich die Ergebnisse durch Reduzierung der finanziellen und zeitlichen Belastung verschlechtern werden – im Gegenteil . . .

Sie werden noch sehen!

Denken Sie nur an den Satz »Viel hilft nicht viel«, und schon sind Sie nahe an des Pudels Kern. »Das Richtige in kürzester Zeit tun« – unter dieser Devise steht das vorliegende Buch.

Und diese These hat sich bestens bewährt!

Sie spielen also bei Befolgen der Anleitungen nicht etwa das »Versuchskaninchen«, sondern Sie sind der Aktive, der bald den Erfolg erntet.

Sie werden nun nicht mit endlosen theoretischen Fakten konfrontiert – das alles können Sie in anderen Fachbüchern nachlesen –, sondern mit einer Anleitung für die Praxis.

Und das ist ausschlaggebend.

Das »Tun« bringt den Erfolg, nicht das Pläneschmieden, wenn man es dabei bewenden läßt, nicht der bis ins Detail gehende Anatomieunterricht, nicht das Austüfteln eines ausgefeilten Trainingsplans, wenn er in der Schublade endet.

Die Praxis macht's!

Schon bevor Sie dieses Buch gekauft haben, hatten Sie ein Ziel.

Sie sind sich nicht klar darüber? Ich will Ihnen helfen.

Sie brauchen nur einen Bleistift zu nehmen und unter den nun folgenden Punkten zu wählen:

- Krankheiten vorbeugen,
- sich von Krankheit erholen,
- »fit« sein (was immer das auch sein mag),
- stark sein,
- sich wohlfühlen,
- belastbar sein in Beruf und Privatleben,
- gelenkig sein,
- besser aussehen,
- Pfunde verlieren,
- besser im Sport werden,
- Verletzungen vorbeugen,
- ausdauernd sein,
- gesund bleiben,
- sich am Leben freuen können,
- anderen Vorbild sein,
- erfolgreicher sein,
- von anderen beachtet (und bewundert) werden.

Wollen wir die oben genannten (und ein paar weitere) Ziele erreichen, benötigen wir nur dreierlei:

- Training der Muskelkraft,
- Training der Gelenkigkeit,
- Training der Ausdauer.

Dazu kommt freilich noch ein 4. Punkt, und zwar das Training der »Fähigkeit«, der Technik für *Ihre* Sportart, für die Disziplin, die Sie erfolgreich ausüben wollen. Das ist, sehen wir einmal von der Lebensweise und der – gar nicht so komplizierten – Ernährung ab, ... alles! Und so ist dieses Buch denn auch aufgebaut: Wir erörtern das Thema »Krafttraining«, dessen Anwendung und »Folgen«, behandeln das Ausdauertraining und das »Abfallprodukt« beider Trainingssparten, die Gelenkigkeit.

Wir sprechen über die Ernährung, und zwar so, daß Sie diese auch für Ihre Ziele einsetzen können, ohne sich mit ellenlangen Plänen herumschlagen zu müssen. Und wir diskutieren, wie Sie sich in verschiedenen Sportarten durch das oben erwähnte Drei-Punkte-Programm (plus Ernährung) verbessern können.

Klingt Ihnen das alles zu einfach? Es klingt nicht nur so, es *ist* so. Und so sollte es auch sein, damit Sie alles praktisch anwenden können.

Denn Sie wollen ja etwas erreichen. Durch Taten!

Erreichen können Sie nichts durch Lesen oder Verstecken des Buches unter dem Kopfkissen (oder im Bücherschrank).

Der Autor, der das Fitness- und Krafttrainingsmetier seit über 30 Jahren kennt, praktiziert und lehrt, kann Ihnen den Erfolg bei *Anwendung* garantieren – bei Anwendung, das heißt bei Ihrer Mitarbeit. Der Verfasser hat selbst viele Sportarten betrieben, ist sehr aktiv in Extremsportarten (z. B. Bergsteigen) zu Hause, gibt seine Kenntnisse in Seminaren und Büchern weiter und wünscht Ihnen mit diesem Band nur eines: Viel Erfolg und beste Gesundheit!

Was ist eigentlich – Muskeltraining?

Ohne Sturm kein starker Baum, ohne Schwierigkeiten keine willensstarken Menschen, ohne Hinfallen kein Kind, das schließlich laufen kann...
Und ohne Muskeltraining keine starken Muskeln!
Man nennt dies Überkompensation. Der Körper wird durch Muskeltraining erst geschwächt, dann gestärkt, das Muskelsystem wird durch das Training angegriffen, »vernichtet«, um sich dann wieder zu erholen, noch besser, noch stärker zu werden.
Denken Sie an einen Knochenbruch!
An der wieder zusammengeheilten Stelle tritt eine Verstärkung ein, ganz einfach nach dem Motto: »Hier werde ich, der Knochen, verhindern, daß ich noch einmal breche.«
Genauso ist es mit dem Muskeltraining.
Der Muskel wird belastet, »denkt«: »Aha, da kann was auf mich zukommen! Vielleicht eine noch stärkere Belastung! Da muß ich gewappnet sein, damit ich mich dem entgegenstellen kann. Also werde ich stärker!«

Und der Muskel *wird* stärker!
Und wieder kommt der »Feind« Belastung, diesmal wirklich noch aggressiver. Das »ärgert« den Muskel. Er wehrt sich, wird wiederum stärker, will den Widerständen trotzen. Seine Helfer kommen dazu: Sehnen, Bänder, Knochen – ja, der gesamte Mechanismus und die »Chemiefabrik« Körper.
Wieder Angriff! Wieder wird alles »zerstört«! Aber so schnell ist der Muskel, das Wunderwerk, nicht unterzukriegen!
Er kämpft, wird nochmals stärker.
So findet ein kontinuierlicher Wechsel zwischen »Angriff« und »Verteidigung« statt.
Aber das Muskelsystem stellt eine Bedingung. So einfach ist es zwar nicht »kleinzukriegen«; doch eben dies kann passieren, wenn es nach dem Angriff keine Zeit hat, um gewissermaßen Atem zu holen. Erholungsphase nennt man das. Und die braucht der Muskel dringend. Sonst kann er sich nämlich im angegriffenen Zustand nicht selbst »reparieren«.
Und da sind wir mitten drin im Thema des Muskeltrainings! Zur Stärkung der Muskulatur benötigen wir den Angriff (Training durch Belastung) und die Erholung (»Reparatur« des geschädigten Muskels).
Und wenn nun von Belastungsphase zu Belastungsphase der Widerstand, also die »Schädigung«,

immer größer wird, dann haben wir perfektes Muskeltraining.
Training mit progressivem Widerstand nennt man das.
Und das ist – in kurzen Worten gesagt – *richtig* durchgeführtes Muskeltraining.
Wir werden später noch erfahren, wie das für Sie in der Praxis aussieht.

Was Sie mit Muskeltraining erreichen können

Sehr viel! Das Herz ist zwar der »Motor« des Körpers, aber zur Bewegung gehören natürlich auch ausführende Instrumente. Denken Sie an einen Kran. Der Motor bewegt die Ausleger, hebt die Lasten und bewegt den Kran von A nach B. Und diese »Arme« und »Beine« müssen natürlich stark genug sein. So ist es mit Ihren Armen und Beinen, Ihrem gesamten Körper. Sonst könnten Sie nicht stehen, etwas aufheben oder laufen.
Und wenn Sie lange stehen, etwas Schweres aufheben und schnell (oder lange) laufen müssen, dann brauchen Sie *stärkere* Muskeln.
Und noch stärkere, wenn's noch länger, schwerer oder schneller gehen soll! Schon sind wir beim Sport oder gar Hochleistungssport angelangt.
Im Zeitalter der Höchstleistungen benötigen Sie sogar starke Muskeln.

Und diese bekommen Sie eben durch Muskeltraining.
Das ist dann schon alles?
Keineswegs, denn Sie erreichen noch viel mehr, es gibt positive »Abfallprodukte«, »Nebenwirkungen«, die sehr nützlich sind.
So üben Sie mit dem Muskeltraining nicht nur den Gebrauch Ihrer Muskeln, sondern auch den der Sehnen, Bänder, Knochen und Gelenke. Diese müssen nämlich »mitwachsen«, um in Zusammenarbeit mit der Muskelkraft die Belastungen durchstehen zu können. Auch das Herz-Kreislauf-System wird automatisch mittrainiert. Die Intensität können *Sie* – wie Sie noch sehen werden – steuern. Und das ist immer noch nicht alles!
Sie werden durch das Muskeltraining gelenkiger.
Spätestens hier werden Sie denken, mit dem Verfasser des Buches stimme etwas nicht.

Muskelmänner können doch vor lauter Kraft nicht laufen, werden träge, langsam, steif und ungelenkig. Oder?

Kontra des Verfassers: Sehen Sie sich einmal einen 100-Meter-Läufer an. Schauen Sie auf seine Beine. Denken Sie sich daneben einen Marathonläufer. Sie können sich die Antwort nun fast selbst geben: Der Kurzstreckenläufer muß schneller, kraftvoller und gelenkiger sein als der Marathonläufer. Und was hat er? Viel »dickere« Beine, bepackt mit Muskeln.

Zum kurzen Sprint gehört nämlich eine gehörige Portion Kraft für den Antritt und die Beschleunigung. Dazu muß er auch schnell und gelenkig sein, da er mit den Beinen weit ausholen muß.

Genügt Ihnen die Antwort nicht? Dann beobachten Sie einmal einen Gewichtheber, wie schnell er die Hantel hochreißt und umsetzt.

Und wenn Sie dann einmal in der kanadischen Wildnis einem zentnerschweren Grizzly davonlaufen müssen, werden Sie ganz schnell feststellen,wie schnell ein »Zentnerbulle« sein kann...

Muskeln – auch zahlreiche Muskeln – machen schnell, ausdauernd, gelenkig. Womit wir zwei weitere positive Punkte des Muskeltrainings »abgehakt« haben: Förderung der Gelenkigkeit und Steigerung der Kondition.

Warum das so ist, werden Sie gleich wissen.

Beim »richtigen« Muskeltraining sind Sie in vielen Übungen gezwungen, Gelenke, Sehnen und Bänder zu dehnen. Und die »Selbststeuerung« des Trainings des Herz-Kreislauf-Systems geschieht dadurch, daß Sie das Muskeltraining einfach »schneller« durchführen.

Schneller in »Gänsefüßchen« deswegen, weil dieser Begriff im Muskeltraining meistens falsch gedeutet wird. Schneller heißt bei uns: Die Pausen zwischen den einzelnen Muskeltrainingsübungen werden immer wieder verkürzt.

Damit sind jedoch immer noch nicht sämtliche Auswirkungen des Muskeltrainings besprochen: Muskeltraining wirkt sich natürlich auch optisch aus, ist es doch eine »Kosmetikkur«.

Für den Mann ergibt sich als Endprodukt eine athletischere Figur, bei der Frau . . .

Und jetzt kommt gewiß wieder die übliche Befürchtung der Damen (wir kennen das hier im Studio, müssen es uns täglich mehrmals anhören): »Ich will aber nicht solche Muskelberge bekommen!«

Ein in allen Publikationen des Verfassers enthaltener Satz hier ein weiteres Mal: Frauen bekommen aufgrund des fast völligen Fehlens des männlichen Hormons Testosteron *keine* Muskelberge.

Frauen bekommen Muskelkraft – und dadurch bedingt natürlich auch Muskeln. Dies ist ja auch wünschenswert, und zwar nicht nur in bezug auf die Kraft selbst, sondern auch hinsichtlich der Figur.

Der trainierte Muskel hat nämlich im Ruhezustand die Tendenz, sich zusammenzuziehen. Muskeltonus nennt man das. Dies gibt Ihrem Körper, meine Damen, das so »knackige« Aussehen!

Der Bauch wird straffer, der Po wird gehoben, die Brust ebenfalls. Denken Sie an Ihre Halsmuskulatur: Wenn Sie diese trainieren, wird sich sogar Ihre Gesichtshaut straffen. »Facelifting« ohne Skalpell – auf natürliche Weise!

Immer noch skeptisch? Immer noch argwöhnisch, da in »Muskelzeitungen« die Elite des Damenbodybuilding total muskulös abgebildet wird, als seien sie Frauen aus einer anderen Welt? Extreme wird es immer geben. Es gibt schlechte Jogger, bessere Läufer und dann auch noch ganz schnelle, die sich dann dem Publikum präsentieren wollen. So ist es in allen Sportarten, wie in allen Bereichen des Lebens. Und diese Damen haben an sich entdeckt, daß sie sich zu »Muskelwahlen« berufen fühlen. Sie haben dafür bis zum Extrem trainiert und – was dieses muskulöse Aussehen zur Folge hat – total »abgespeckt«, die Fettschicht zwischen Haut und Muskeln »wegdiätet«: Endprodukt »Muskelfrau«.

Sie können es also selbst steuern, wie Sie schließlich aussehen wollen. Das haben inzwischen Tausende von Hanteltraining treibenden Frauen bewiesen.

Sie spielen Tennis und möchten – was ganz natürlich ist – gern ihr Gegenüber schlagen?

Kraft brauchen Sie dazu, Kraft, um den Schläger halten, um den Aufschlag verbessern, um schneller »antreten« und laufen zu können.

Sie sind Bergsteiger? Sie können sich nicht an der schönen Umgebung, an der reizvollen Natur erfreuen, weil Sie das Bergsteigen so anstrengt?

Kraft benötigen Sie! Kraft, damit Sie »freier« klettern, nicht mehr so verkrampft sind, damit alles leichter geht. Schließlich benötigen Sie gerade hier Kraft, um aus einer eventuellen gefährlichen Situation herauszukommen.

Sie spielen Fußball, schwimmen oder laufen Ski?

Alle, aber auch alle Sportarten bedingen Kraft! Sogar Schachspieler bedienen sich des Muskeltrainings, um »ausdauernder sitzen« zu können.

Also auch dies können Sie mit dem Muskeltraining erreichen: Verbesserung in Ihrer Sportart, seien Sie nun Hobbysportler oder als Profi in der »Hochleistungsbranche« tätig.

Aber Sie steigern nicht nur Ihre Leistungen – Sie treten auch der Verletzungsgefahr entgegen. Gestärkte Sehnen, Bänder und Gelenke halten eben bei einer Überdehnung, Stoßeinwirkung oder Überbeanspruchung mehr aus. Und verminderte Verletzungsgefahr bedeutet eben fast fortwährenden Einsatz.

13

Wenn's nun doch einmal »gekracht« hat, wenn ein Bein gebrochen ist oder Verletzungen anderer Art eingetreten sind, dann soll Bettruhe und Stillegung des Körpers möglichst vermieden werden.
Ein trainierter Körper heilt schneller und besser. Die Heilung wird zudem noch gefördert, wenn im Rahmen der Möglichkeiten weitertrainiert wird. Der sogenannte »Ausbreitungseffekt« läßt Verletzungen aller Art schneller wieder verschwinden – Rehabilitationstraining« wird das genannt.
Auch dies werden wir noch in einem gesonderten Kapitel erörtern.
Haben Sportler in unserem Studio trainiert, so hören wir sehr oft die Aussage: »Jetzt fühl' ich mich rundherum wohl!«
Sie selbst werden – vorausgesetzt, Sie haben noch nie Muskeltraining betrieben – solche Feststellungen sehr bald nach dem ersten Training treffen:

● Sie fühlen sich besser,
● Sie schlafen tiefer und fester,
● Sie sind ausgeglichener,
● Sie fühlen sich »fitter« und agiler.

Der Vorgang ist wie bei einem Motor, der durch ewiges Langsamfahren zu stottern und an Leistung zu verlieren beginnt.

Schnellfahren »pustet« mal wieder alles richtig durch, läßt den Motor sich höher erwärmen, putzt die Zündkerzen und entrußt Innereien, wie Ventile und Kolbenraum.
Beim Muskeltraining kommt Ihr Körper, diese komplizierte »mechanische Chemiefabrik«, in gleicher Weise mal wieder richtig auf Touren.
Das Blut pumpt richtig durch, Gefäße und Blutkanäle werden gereinigt, Chemiestoffe kommen in Zirkulation, Drüsen erhöhen ihre Tätigkeit, das Gehirn – die Kommandozentrale Ihres Ichs – wird stärker mit Sauerstoff versorgt – kurz: Sie »wachen wieder auf«.
Das Ergebnis: größere Gesundheit und besseres Lebensgefühl!
Und beides wird um so besser, je länger Sie Ihren Körper »durchpusten«! Zwar nicht ständig mit hohen Drehzahlen – der Motor muß ja auch mal ausruhen oder langsam laufen –, aber kontinuierlich sollten Sie durchaus trainieren. Und wenn Sie nun den richtigen Kraftstoff – sprich Nahrung – zu sich nehmen, sind Sie für alle Belastungen bestens gerüstet. Und: Sie haben vielen Krankheiten in hohem Maße vorgebeugt!
Wie sich all dies auf Ihr Privat- und Berufsleben auswirkt – das brauche ich Ihnen wohl nicht weiter zu erläutern!

Muskeltraining und Sport

»Stop!« werden Sie sagen – hier irrt der Autor! Muskeltraining *und* Sport – beides ist doch Sport! Keineswegs! Muskeltraining ist Stärkung des Körpers, um es einmal ganz global auszudrücken, und Stärkung des Körpers ist ein rein physiologischer, rein medizinischer Vorgang.

Die Leistung des Körpers wird gesteigert. Wie man diese Leistung dann nutzt, das bleibt schließlich jedem selbst überlassen.

Sie wollen Ihre Leistungen im Beruf steigern und gesundheitlichen Schäden vorbeugen. Sie hingegen möchten in erster Linie Ihre Ergebnisse im Sport verbessern.

Zum Ausüben einer Sportart – wir kommen immer wieder auf das Drei-Punkte-Programm zurück – müssen Sie Kraft, Gelenkigkeit und Ausdauer haben. Aber hinzu kommt eine weitere Anforderung: Sie müssen sich die der jeweiligen Sportart entsprechende *Technik* zu eigen machen – und das erreichen Sie *nicht* mit Krafttraining!

Nehmen wir ein Extrembeispiel: Ein Bergsteiger, der einen Gipfel auf einer schwierigen Route im 6. Schwierigkeitsgrad (»äußerst schwierig«) erklettern will, braucht:

- *Kraft.* Er muß sich mit den Fingern und Füßen hochhangeln. Er kann in Situationen kommen, wo Kraft lebensentscheidend sein kann – das Nicht-mehr-halten-können eines Griffs wird unter Umständen zum Verhängnis.
- *Gelenkigkeit.* Wie eine Katze muß er Passagen am Fels umklettern, im Spagat Tritte finden, sich zurückbeugen können und fast »am Fels kleben«, um allzu starke Belastungen von Händen und Füßen zu vermeiden. Wie ein erstklassiger Geräteturner arbeitet er sich die Wand empor.
- *Ausdauer.* Ohne diese geht es wirklich nicht! Eine 1000-m-Wand kann bei ungünstigen Wetterverhältnissen zu einem tagelangen Horrortrip werden. Vielleicht ist sogar eine Einschränkung der Nahrungsaufnahme nötig.

Bergsteiger gehören zu den Sportlern mit höchster Kraft, Gelenkigkeit und Ausdauer!

Aber diese 3 Fähigkeiten sind in ihrer Wirkung gleich Null, wenn man die Technik am Berg nicht beherrscht.

Da ist zuerst die Klettertechnik, sodann die technische Fertigkeit im Umgang mit dem Material wie Seil, Felshaken, Karabinern und Steighilfen (z. B. Trittleitern und Steigschlingen).

Also: Technik braucht der Sportler! Und diese Technik sollten Sie sich unter »Wettkampfbedingungen« aneignen. Dies wird oft falsch interpretiert.

Ein Beispiel: Nehmen wir einen Kugelstoßer! Sicherlich braucht er viel Kraft, um den Eisenball möglichst weit stoßen zu können. »Logische« Schlußfolgerung des Kugelstoßers und auch des Trainers: mit schwereren Kugeln trainieren, mit Kugeln von höherem Gewicht als das der Wettkampfkugel!

Im ersten Moment einleuchtend – eine Entdeckung mit »Aha«-Effekt? Weit, sehr weit gefehlt!

Der Kugelstoßer entwickelt nicht nur Kraft, sondern benötigt auch ein ganzes Repertoire an technischen Abläufen.

Da ist die Technik des Kugelhaltens, der Hand- und Armstellung. Da ist die Körperdrehung, um Schwung in den Stoß zu bekommen. Da sind die Beinarbeit und schließlich die Armbewegung mit dem »Abschuß«.

Das Ganze ist ein komplizierter Vorgang, eine Kette von »Muskelereignissen«, deren Vervollkommnung immer größere Weiten zuläßt. Dieser Ablauf der sportlichen Technik ist auf ein bestimmtes Kugelgewicht eingespielt, auf das Gewicht der Wettkampfkugel. Daraus resultiert jeweils der Bogen, den die Kugel während des Fluges ausführt. Ist die Kurve zu hoch, so ist der Wurf zu kurz; ist der Bogen zu flach, so gilt dasselbe. Es gibt also eine der Technik, der Kraft und dem Gewicht der Kugel entsprechende Idealkurve. Folglich: Wird mit einer schwereren Kugel trainiert, so ändern sich alle Voraussetzungen.

Ist das einleuchtend? Noch nicht ganz?

Nun, noch einmal:

Der Kugelstoßer muß, um mit der schwereren Kugel weit zu kommen, eine steilere Flugbahn wählen. Die Motorik seiner Muskeln, sein ganzer Bewegungsablauf stellt sich mit der Zeit darauf ein. Was dann im Wettkampf passiert, können Sie sich denken: Der Kugelstoßer läßt die Kugel zu hoch herausschießen, die Flugbahn wird zu kurz, das Wettkampfergebnis schlecht.

Dies gilt für nahezu alle Sportdisziplinen, sei es Tennis, Boxen, Fußball oder dem gesamten Bereich der Leichtathletik. Nimmt der Sportschütze zum Training für einen langen Wettbewerb eine schwerere Pistole, werden seine Wettkampfergebnisse schlechter ausfallen.

Für alle Sportarten müssen Sie den gesamten Körper stärken, also trainieren. Dies gilt für die Anfangsphase des Muskeltrainings, falls Sie sich dafür entschieden haben. Daß bei bestimmten Sportarten einzelne Muskeln besonders stark in Anspruch genommen werden, leuchtet ein. Ein Sprinter benötigt mehr Kraft in den Beinen als beispielsweise ein Kanufahrer. Diese speziellen Muskeln sollten dann auch später speziell trainiert werden.

Das allgemeine Ganzkörpertraining kräftigt den ganzen Körper, verleiht ihm größere Leistungsfähigkeit.

Wenn diese dann auf den speziellen Sport gerichtet wird, so lassen sich sehr schnell Schwachstellen in einzelnen Muskeln oder Muskelbereichen erkennen. Der beste Indikator ist einfach der bekannte »Muskelkater« oder aber eine immer noch »schleppende« Leistung.

Anwendung des Muskeltrainings bei der Rehabilitation

Wir sprachen schon darüber: Durch Muskeltraining werden nicht nur die Muskeln gestärkt, sondern auch Sehnen, Bänder, Gelenke und Knochen, im Endeffekt der gesamte Körper. Im Falle eines Knochenbruchs ist man heute zu Recht bestrebt, den Gipsverband so schnell wie möglich zu entfernen, um das entsprechende Körperteil schnell wieder am alltäglichen Bewegungsprozeß teilhaben zu lassen. Die Heilung wird dadurch bedeutend beschleunigt.

Man kann den Heilungsprozeß noch stärker abkürzen, führt man das Rehabilitationstraining durch. »Ruhiggestellt« ist ja in den meisten Fällen nur ein Bein oder ein Arm, in manchen Fällen aber auch der Hals oder der gesamte Oberkörper. Die noch intakten Körperteile werden nun dem Muskeltraining unterworfen, um

- den gesamten Körper nicht »verkommen« zu lassen und
- durch den sogenannten Ausbreitungseffekt die Heilung zu beschleunigen.

Was beinhaltet nun der Begriff »Ausbreitungseffekt«?
Es handelt sich dabei um einen sehr komplizierten, noch nicht ganz erforschten Vorgang.
Man weiß jedoch — und hat auch in der Krafttrainingsszene immer wieder diese Beobachtung gemacht —, daß, wenn ein Sportler intensiv und progressiv beispielsweise nur die Beine durch schwere Kniebeugen trainiert, der Oberkörper zu einem gewissen Grad »mitwächst«.
Diese Tatsache kommt der Rehabilitation zugute. Durch das Training des »Restkörpers« tritt eine gewisse Stärkung des ruhiggestellten Körperteils ein, die sich positiv auf den Heilprozeß auswirkt.

Nach fortgeschrittener Heilung sollte das Rehabilitationstraining weiterbetrieben werden. Ein geschädigtes Kniegelenk beispielsweise muß dann sehr behutsam immer stärker belastet werden, bis es die ursprüngliche »Wettkampfform« wiedererlangt hat.

Daß diese Art des Trainings nur mit Unterstützung eines Arztes oder eines sonstigen Fachmannes durchgeführt werden darf, braucht wohl nicht eigens erwähnt zu werden.

Falsches Trainieren an sich ist schon gefährlich genug – so sollte gerade dieses diffizile Training in Händen fachkundiger und erfahrener Leute liegen.

Gewichtsregulierung – ein unerschöpfliches Thema

Dies ist vor allen Dingen dann der Fall, wenn's ums Abnehmen geht...

Besonders Sie, verehrte Damen, sind oft unermüdlich auf der Suche nach irgendwelchen Mitteln, um »bequem, schnell und mühelos« zu einer Traumfigur zu kommen.

Lassen Sie, um etwas vorzugreifen, sich vom Autor versichern: Solche Mittel gibt es nicht! Beenden Sie die Suche, und unterwerfen Sie sich nicht der Firmenwerbung, die Ihnen – teils auf dubiose Weise – »Gewichtsabnahme ohne Mühe« verspricht. Wenn diese Mittel helfen, dann nur kurzzeitig – und teilweise unter negativen Begleitumständen. Was Ihnen bei der Gewichtsabnahme *nicht* hilft, wollen wir natürlich gar nicht erst näher betrachten, sondern vielmehr den Pfad des wirklichen Erfolgs gehen.

Essen wir mehr als wir verbrauchen – das wird in Joule oder noch üblich in Kalorien gemessen – nehmen wir zu.

Essen wir soviel wie wir verbrauchen, dann bleibt unser Körpergewicht unverändert.

Verzehren wir weniger als wir verbrauchen, so nehmen wir ab.

Und das ist schon fast alles, was über die Gewichtsregulierung zu sagen ist. Der Rest ist eigentlich nur noch Variation – und auch Komplikation – dieses Themas.

Bleibt nur noch zu überlegen, wie wir verbrauchen (oder mehr verbrauchen) können und wie der »Nachschub« aussehen muß.

Ruhen wir, so verbrauchen wir wenig; wenn wir hingegen Sport treiben oder körperliche Arbeit leisten, verbrauchen wir mehr.

Sie sehen es schon: Die Idealkombination ist
- weniger »nachschieben«
- Verbrauch erhöhen.

Beide Punkte haben ihre Vorteile! Weniger Nahrungsaufnahme belastet die Organe nicht so sehr und läßt den Körper nicht so viele Giftstoffe aufnehmen, wie sie heute leider zu einem gewissen Teil in den Lebensmitteln enthalten sind.

Mehr Aktivität in Form von Sport – auch Muskeltraining – bringt die Vorteile, wie sie in den vorangehenden Kapiteln beschrieben wurden.

Bewegung – besonders Muskeltraining – beschleunigt den Stoffwechsel und verbraucht Kalorien auch in Ruhephasen. Und Muskeltraining formt wiederum die Figur. Also Idealmittel zur Gewichtsregulierung *und* Figurformung, ein Weg zur guten Figur »im Duopack«?

Ja, uneingeschränkt! Und auch der einzige Weg!

Wenn Sie abnehmen wollen, sollte das nur hinsichtlich von Fettmasse geschehen. Muskelfleisch sollte auf keinen Fall abgebaut werden – im Gegenteil, Muskelaufbau muß ja Ihr Wunsch sein!

Um an Körpergewicht abzunehmen, gibt es mehrere Wege:

Sie können strenge Diät einhalten; die Folge ist schließlich ein eingefallenes und nicht flinkes Aussehen, da Muskelsubstanz ebenfalls verlorengeht. Gesundheitliche Schäden können sogar daraus resultieren, und gerade der gesundheitliche Aspekt sollte in den Vordergrund gestellt werden!

Sie könnten einen anderen Weg gehen, um Körpergewicht zu verlieren: Sie verschaffen sich so viel Bewegung, daß sie die Nahrungsaufnahme nicht einschränken müssen und trotzdem abnehmen. Versuchen Sie es einmal – Sie werden sich wundern, *wieviel* Sie sich »bewegen« müssen! Es ist zeitlich fast gar nicht zu schaffen.

Die Kombination von Diät *und* Bewegung stellt eben die beste Strategie dar.

Die Bewegung sollte bestehen im Krafttraining zur Straffung der Figur und in einem aerobischen Training, das viele Kalorien verbraucht.

An erster Stelle steht das Fahrradfahren, bei dem die Gelenke geschont werden, da das Körpergewicht auf dem Sattel ruht. Joggen bei nicht allzu hartem Boden und guten Schuhen zählt ebenfalls zu den besten Möglichkeiten der Kalorienverbrennung. Schwimmen Sie ab und zu einmal, oder machen Sie ein Ballspiel.

Die Nahrungsaufnahme – also den »Input« – sollten Sie gut verstehen. Um es vorwegzunehmen: Sie ist nicht so kompliziert, wie Sie vielleicht annehmen. Die Nahrung sollte kaloriendosiert und ausgewogen sein. Lassen Sie das immer als Ihre Grundregel gelten.

Ihre persönliche Erfolgsbilanz

Keine Angst – es geht hier nicht um die Addition endloser Zahlenkolonnen und um Soll und Haben.
Um Soll und Haben? Vielleicht doch! Denn Sie haben ja etwas und wollen – ja sollen – etwas haben!
Sie haben etwas, was Sie unzufrieden macht. Sonst hätten Sie ja sicher nicht dieses Buch gekauft. Vielleicht besteht Ihr »Haben« in mangelnder körperlicher Leistungsfähigkeit oder in einem Aussehen, das Sie nicht zufriedenstellt.
Und das »Soll«?
Das kann der Autor nicht wissen! Aber Sie müssen sich darüber im klaren sein, müssen Ihre Ziele abstecken.
Wie Sie das tun, werden Sie gleich sehen.
Ihr »Haben« ist der Ist-Zustand. Und diesen sollten Sie genau analysieren und schriftlich festhalten. Letzteres ist äußerst wichtig. Sie sollten diesen Hinweis unbedingt in die Tat umsetzen! Noch einmal: Sie müssen schriftlich Ihren derzeitigen Zustand fixieren!

Und nun brauchen Sie Notizbuch, Bleistift und Lineal: Wir legen unser Bilanzbuch an (Entwurf anbei):

Ist-Zustand Datum:＿＿＿＿＿＿＿＿＿＿

Gewicht:
Körpergewicht: ＿＿＿＿＿＿＿＿＿＿

»Fettgehalt«:
»Pinch-Grip« am Bauchnabel: ＿＿＿＿＿＿＿＿
desgleichen am Trizeps: ＿＿＿＿＿＿＿＿＿
desgleichen am Oberschenkel: ＿＿＿＿＿＿＿

Maße:
Oberarmumfang: ＿＿＿＿＿＿＿＿＿＿
Brustumfang: ＿＿＿＿＿＿＿＿＿＿＿
Taillenumfang: ＿＿＿＿＿＿＿＿＿＿
Hüftumfang: ＿＿＿＿＿＿＿＿＿＿＿
Oberschenkelumfang: ＿＿＿＿＿＿＿＿
Wadenumfang: ＿＿＿＿＿＿＿＿＿＿

»Optik«:
Fotos von der Seite – von vorne –
von hinten: _____

Leistungen:
Anzahl der Kniebeugen mit 25 kg: _____
Anzahl der Drückwiederholungen
mit 20 kg: _____
Anzahl der Drückwiederholungen
auf der Bank mit 25 kg: _____
Laufzeit auf dem Trimmpfad
(etwa 3–4 km) in min.: _____

Puls:
Puls im Ruhezustand: _____

Zu dieser Aufstellung einige wichtige Hinweise und Anregungen: Die Punkte 1 und 2 sind klar. Etwas komplizierter wird es vielleicht durch das Wort »Pinch-Grip«, was soviel wie Quetschgriff heißt, und dies ist es auch. Sie packen neben dem Bauchnabel, am rückwärtigen Arm (Trizeps) und am Oberschenkel das »Fleisch« mit Daumen und Zeigefinger und drücken es zusammen. Sie haben nun eine Hautfalte mit der darunterliegenden Fettschicht »im Griff«. Die Hautfalte plus Fettschicht hat eine bestimmte Dicke, was darauf hinweist, daß Sie ein Fettpolster am Körper haben. Je mehr Sie zwischen Daumen und Zeigefinger verspüren, um so mehr Fett haben Sie. Halten Sie das Ergebnis in Zentimetern fest, und tragen Sie es in Ihre Ist-Bilanz ein.

Die Körpermaße werden mit einem Zentimetermaß abgenommen, wie es der Schneider zur Anpassung eines Maßanzugs oder eines Modellkleids benutzt. Schummeln Sie nicht, drücken Sie nicht das Maßband zu fest um Ihre Meßstellen, seien Sie in allen Bilanzangelegenheiten ehrlich!
Von Ihrem derzeitigen »optischen« Zustand sollten Sie Fotos machen. Sie können sich zwar jeden Morgen im Spiegel betrachten, aber Veränderungen sind so nicht sehr gut zu registrieren. Sie wissen ja: Haben sie einen Menschen einige Zeit nicht gesehen, wundern Sie sich eher über seinen äußerlichen Wandel als wenn Sie ihm jeden Tag begegnen. Nicht anders ist es auch mit Ihnen selbst.
Und nun sollen Sie Ihre derzeitigen

Leistungen hinsichtlich der Kraft feststellen. Dazu benötigen Sie eine Langhantelstange und einige Gewichtsscheiben, damit Sie eine Belastung von 20–25 kg erzielen können. Legen Sie sich nun diese 25-kg-Hantel auf den Rücken, und machen Sie Kniebeugen. Gehen Sie jedoch, wenn Sie vollkommen untrainiert sind, nicht bis an Ihre Leistungsgrenze. Das gilt auch für die folgenden Leistungstests.

Notieren Sie nun die Anzahl der Wiederholungen. So fahren Sie fort und führen stehend die Drück-übung aus, wie Sie sie von den Gewichthebern her kennen. Stemmen Sie die Hantel, die Sie in Schulterbreite gefaßt haben, ganz nach oben, und lassen Sie sie wieder bis auf die Schultern zurück. Machen Sie die Übungen nicht zu schnell; jede Auf- und Abwärtsbewegung sollte etwa 3 Sekunden dauern.

Zum Abschluß legen Sie sich auf eine Drückerbank (eine entsprechende Kiste oder ähnliches tut es auch), halten die Langhantel in einem etwas breiteren Griff als Schulterbreite und drücken sie nach oben. Auch hier notieren Sie die Wiederholungszahl und tragen sie in Ihre Ist-Bilanz ein.

So haben Sie einen guten Überblick über Ihre derzeitigen Kraftleistungen in 3 Disziplinen. Sie benötigen ihn, um später Vergleiche ziehen zu können. Sie werden sich wundern, wie sich Ihre Leistungen bei regelmäßigem Muskeltraining steigern! Nun hinein in die Joggingsachen

und eine Runde auf dem Trimmpfad gedreht! Aber auch hierbei sollten Sie, wenn Sie untrainiert sind, nicht ein allzu forsches Tempo vorlegen. Lassen Sie es langsam angehen, und wenn Sie die Strecke nicht durchjoggen können, gehen Sie zwischendurch ein paar Abschnitte. Halten Sie die Zeit dieser Runde fest, indem Sie sie eintragen.

Und nun zum letzten Punkt, dem Pulsmessen im Ruhezustand!

Dieses sollte immer zur gleichen Tageszeit geschehen, da Sie ja Vergleiche anstellen wollen.

Messen Sie den Puls am besten am frühen Morgen, nach der Morgentoilette. Sie können ihn am Handgelenk oder an der Halsschlagader abnehmen. Tragen Sie Ihre Pulsfrequenz (Schläge/min.) ebenfalls in Ihre Ist-Bilanz ein, die hiermit abgeschlossen ist.

Ein Wort an die gänzlich Untrainierten: Falls Sie nicht mehr zu der ganz jungen Generation gehören oder eine Krankheit haben, wäre es gewiß gut, wenn Sie zuvor mit dem Bilanzformular Ihren Hausarzt aufsuchen und ihn über Ihre Pläne unterrichten. Sicherlich wird er Ihnen noch ein paar spezielle Hinweise geben.

Sind Sie der Meinung, daß Sie den Belastungen der Testanstrengungen gewachsen sind, so ist es sicherlich kein Fehler, danach mit dem ausgefüllten Formular den Arzt aufzusuchen. Er kann dann Ihren körperlichen Zustand gut beurteilen und vielleicht noch einige Untersuchungen und Tests (z. B. Blutdruck messen, EKG) machen. Diese Ergebnisse sollten Sie ebenfalls in Ihre Eröffnungsbilanz eintragen. Wie jeder ordentliche Geschäftsmann können Sie nun mit gutem Gewissen »Ihr Geschäft« in Sachen Leistungssteigerung starten. Ein Vergleich mit späteren Daten wird Ihnen leicht fallen, und der Erfolg dürfte Sie motivieren! In diesem Zusammenhang noch einmal ein Wort an die Damenwelt: Alles hier Dargelegte bezieht sich nicht nur auf das »starke Geschlecht«. Frauen sollen von daher genau in derselben Weise trainieren wie Männer. In allen Aspekten der Muskulatur, des Herz-Kreislauf-Systems usw. gibt es keine Abweichungen. Das fast völlige Fehlen des Testosterons führt freilich dazu, daß die Frau nicht solche »Muskelberge« aufbauen kann wie der Mann – aber das wird Sie ja gewiß auch nicht wollen. Dafür können die Damen – wie schon erwähnt – in punkto Formung der Figur wahre Wunder Wirklichkeit werden lassen, wenn Sie regelmäßig und korrekt Krafttraining durchführen.

Das Krafttrainingsgerät Hantel

Was ist Muskeltraining? Nichts anderes als das »Arbeiten« gegen einen Widerstand (denn auf einem anderen Wege können Muskeln nicht gestärkt werden)! Und dieser Widerstand muß immer wieder erhöht werden, um eine weitere Kraftsteigerung zu ermöglichen. Progressives Training nennt man das. Treiben Sie viel Gymnastik oder Aerobic, schwimmen Sie, oder arbeiten Sie auf isometrischem Wege, also durch statisches Drücken.

Das ist in jedem Fall weit besser, als gar nichts in dieser Hinsicht zu tun.

Aber wir wollen uns ja mit Halbheiten, was das Krafttraining anbelangt, nicht zufrieden geben, wir wollen »1. Klasse fahren«, Wege suchen, die optimales Muskeltraining in minimaler Zeit ermöglichen. Schrittweise werden wir uns dem Ziel nähern.

Mit Aerobic, Schwimmen usw. trainieren Sie durchaus schon Ihre Muskulatur. Diese hat sich jedoch sehr schnell an die Belastungen gewöhnt – nichts geht mehr!

Nun wäre beispielsweise bei der Gymnastik die Möglichkeit gegeben, mit kleineren Hanteln fortzufahren. Gymnastik besteht jedoch teilweise aus schwingenden Bewegungen, was der Hantelarbeit keineswegs zugute kommt. Auch Schwimmen kann – was die Muskulatur anbelangt – schwerlich gesteigert werden, zumal auch nur positive Muskelarbeit geleistet wird und im negativen Bewegungsbereich »Leerlauf« herrscht. Damit sollen keineswegs andere Sportarten verurteilt werden!

Der Sinn dieser Ausführungen liegt eben darin, Ihnen *optimales* Muskeltraining begreiflich zu machen. Wenn alle diese Sportarten kein optimales Muskeltraining ermöglichen, müssen wir halt zu anderen Methoden – und Geräten – greifen! Das sind in der Reihenfolge der Wirksamkeit

● Hanteln,
● andere Trainingsgeräte,
● Trainingsmaschinen.

Hiermit können wir gezielte Bewegung gegen Widerstände leisten, die sich – je nach Fortschritt – immer wieder meßbar erhöhen lassen.

Mit allen Geräten können alle Muskeln des Körpers belastet werden. Nehmen wir beispielsweise eine lange Hantelstange, fixiert auf jeder Seite eine Hantelscheibe von je 10 kg Gewicht und versuchen, diese wie beim Gewichtheben nach oben zu drücken, so wird das uns als Anfängern gewisse Schwierigkeiten bereiten. Aber schon bald hat sich die Muskulatur der Schultern, der Arme und der Brust an die Belastung gewöhnt, und die Hantel wird fast zu einem »Spielzeug«. Da ist es nun an der Zeit, das Gewicht – also den gegen die Muskeln gerichteten Widerstand – zu erhöhen, was durch Anbringen weiterer Gewichtsscheiben geschieht.

So läßt sich progressives Training definieren, wobei das Ganze noch zahlenmäßig eingegrenzt wird. Beispielsweise schreibt man sich selbst 12 Wiederholungen vor und erhöht das Gewicht erst dann, wenn man diese 12 Wiederholungen durchführen kann. Zwangsläufig fängt man dann wieder mit einer geringeren Wiederholungszahl an und arbeitet wiederum auf die 12 hin.

Da sei jetzt schon die Faustregel für die Praxis angeführt, die besagt, daß bei 8–12 Wiederholungen die beste Wirkung auf die Muskulatur zu erzielen ist. Das ist empirisch erwiesen und hat sich tausendfach bewährt.

Nach dieser kurzen »Geräteeinführung« zu den Hanteln! Sie sind das Grundwerkzeug, und mit ihrer Anwendung kann schon sehr viel erreicht werden. Wie das nachfolgende Schema zeigt, genügen zum Muskeltraining schon 3 »Werkzeuge«, um den Körper komplett zu trainieren:

● eine Klimmzugstange,
● eine Barrenvorrichtung zum Heben und Senken des Körpers,

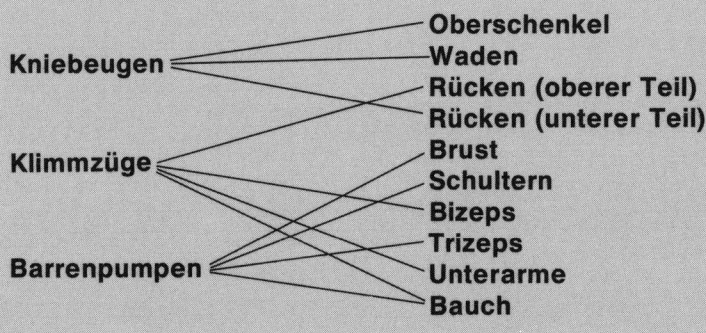

Schema: Ganzkörpertraining mit 3 Übungen, wofür nur 3 Geräte verwendet werden müssen.

Kniebeugen
Klimmzüge
Barrenpumpen

Oberschenkel
Waden
Rücken (oberer Teil)
Rücken (unterer Teil)
Brust
Schultern
Bizeps
Trizeps
Unterarme
Bauch

● eine Langhantel mit Scheiben für die Kniebeuge.

Sieht man von der Halsmuskulatur und dem rückwärtigen Beinmuskel ab, so wird die gesamte Muskulatur – vorausgesetzt, es wird intensiv trainiert (was nicht lange heißt!) – mit nur diesen 3 Übungen beansprucht.

Alles andere sind Zusatzgeräte, um beispielsweise isoliert (also ausschließlich) den Bizeps oder den Trizeps zu trainieren oder aber die Muskulatur von anderen Winkeln her anzugreifen.

Erwähnt sei noch, daß durch sinnvolle Anwendung von Trainingsmaschinen die Trainingsergebnisse erheblich verbessert werden können.

Nun aber wirklich zu unserem Hantelthema!

Wir kennen Kurz- und Langhanteln. Beide sind sehr vielseitig anwend-bar; mit ihnen lassen sich alle Muskeln und Muskelgruppen trainieren. Die *Langhantel* besteht aus einer massiven, verchromten Eisenstange von rund 150 cm Länge, die einen Durchmesser von 30 mm aufweist. Auf diese Stange nun können Gewichtsscheiben, die eine runde Form haben, auf jeder Seite aufgeschoben werden, um das anvisierte Gewicht zu erhalten. Dies muß stufenweise möglich sein, und so gibt es Hantelscheiben von $1/2$, $1^{1}/_{4}$, $2^{1}/_{2}$, 5, 10, 15 und 20 kg Gewicht. Die Scheiben können an der Stange mittels Stellringen gesichert werden.

Die *Kurzhantelstange* hat eine Länge von 40 cm, die ebenfalls mit Gewichtsscheiben bestückt werden kann.

Der Anfänger im Muskeltraining benötigt nun nicht gleich tonnenweise Hantelscheiben; er muß ja langsam aufbauen. So genügt erst einmal ein Anfangsset, das wir Ihnen hier vorschlagen:

● 1 Langhantelstange,
● 2 Kurzhantelstangen,
● je 4 Scheiben zu $1/2$, $1^1/4$ und $2^1/2$ kg,
● 8 Scheiben zu 5 kg,
● je 2 Scheiben zu 10, 15 oder 20 kg.

Denken Sie an die dabei nötigen Stellringe!

Dieses Sortiment stellt schon eine sehr gute Grundausrüstung für ein Heimtraining dar, wobei jedoch auf einige Zusatzeinrichtungen nicht verzichtet werden sollte.
Denken Sie einmal daran, daß dies Anschaffungen fürs ganze Leben sind. Ein Verschleiß der Geräte ist ausgeschlossen, und wenn das Heimstudio erst einmal vollständig ist, so ist ja auch ein Nachkauf nicht mehr nötig.
Ein wichtiges Zusatzgerät ist etwa eine *Trainingsbank*. Für welche Art Sie sich entscheiden, hängt letztendlich von Ihrer Investitionsbereitschaft ab. Auch hier sollte nicht gespart werden. Die Folgen einer unstabilen und nur einseitig verwendbaren Trainingsbank sind oft schmerzlicher als eine etwas höhere Geldausgabe.
Die Trainingsbank ist für viele Übungen, die im Sitzen oder im Liegen ausgeführt werden, unentbehrlich. Der Autor kann nur raten, daß Sie sich eine Vielzweckbank kaufen, die zusätzliche Einrichtungen hat wie verstellbares Rückenteil, Ablagevorrichtung für eine Langhantel, Barrenstützeinrichtung, Armtrainingsvorrichtung und schließlich die Möglichkeit zur Durchführung von Bauchübungen bietet. Auf den Fotos — und natürlich auch in unserem Studio — arbeiten wir mit der Mehrzweckbank der Firma Sport & Fitness (Krefeld), einem Gerät, das in den Variationsmöglichkeiten und vor allem auch in der Stabilität kaum zu überbieten ist. Die Bank braucht nicht im Boden verankert zu werden und hat einen wirklich festen Stand.
Wenn Sie sich jetzt noch eine Klimmzugvorrichtung bauen und zur ordentlichen Aufbewahrung der Hantelscheiben einen Ständer zulegen, haben Sie zwar ein kleines, aber schon sehr praktikables Heimstudio, in dem Sie Übungen einer großen Variationsbreite durchführen können.
Der Verfasser muß noch einmal aus eigener Erfahrung raten, bei solchen Geräten nicht am falschen Ende zu sparen. Chromblitzende Geräte mit allerlei verkaufsfördernden Schnörkeln sind teilweise nicht nur in ihrer Funktion eingeschränkt, sondern vor allem oft auch wegen ihrer Instabilität gefährlich.

Weitere Krafttrainingsgeräte...

...bieten teilweise eine sinnvolle Bereicherung eines Heimstudios, sind aber wegen höherer Investitionskosten den kommerziellen Studios vorbehalten. Vielleicht aber haben Sie die Möglichkeit, noch eine *Seilzugvorrichtung* zu kaufen, oder Ihr Schlosser baut Ihnen eine solche zusammen. Mit diesem Gerät haben Sie eine Vielzahl an weiteren Trainingsmöglichkeiten.

Es gibt weiterhin Drückgeräte, Bodenhanteln, Bizepsbeugevorrichtungen, Beintische usw. Sie sollten sich einmal bei einem Gerätehersteller erkundigen oder den Hersteller der Mehrzweckbank um Unterlagen bitten, damit Sie über ein Gesamtverzeichnis der Geräte verfügen.

Es würde zu weit führen, hier alle Geräte zu beschreiben. Gewarnt sei vor fehlerhaften Apparaten, die von Fabrikanten hergestellt werden, welche von der Materie nicht viel Ahnung zu haben scheinen! Der Autor selbst hat sich einmal an einem Gerät böse verletzt, bei dem der »Galgen« einer Zugvorrichtung so schwach war, daß das gesamte Instrument zusammenbrach. Es geht also keineswegs nur um Funktionstüchtigkeit, sondern in erster Linie um gefahrloses Training. Denken Sie immer daran!

Nun zu den Trainingsmaschinen

Diese sind vornehmlich den Sportstudios vorbehalten, da der Anschaffungspreis sehr hoch liegt. Um den Körper komplett trainieren zu können, benötigen Sie ungefähr 12 Trainingsmaschinen — für ein Heimstudio eine sehr aufwendige Angelegenheit.
Ob sich das Training an solchen Maschinen lohnt?

Der Autor könnte mit »ja« oder »nein« antworten, möchte Ihnen — verzeihen Sie die weiteren »Theorieminuten« — aber besser einleuchtende Erklärungen geben:
Lassen Sie uns erst einige Tatsachen festhalten!

1. Jeder Muskel ist im fast kontrahierten Zustand am stärksten.

2. Das wiederum heißt, daß die Muskelkraft während der Bewegung des Muskels gegen einen Widerstand variiert.
3. Diese Tatsache läßt die Aufstellung der sogenannten Kraftkurve zu.
4. Bei fast jeder Muskelübung gibt es schwache Glieder in der Muskelkette.
5. Beim Muskeltraining muß zur Erzielung maximaler Effizienz der *gesamte* Bewegungsablauf ausgenutzt werden.

Klingt das alles reichlich kompliziert?
Anhand eines Beispiels werden Sie diese Aussagen sehr schnell begreifen.
Stellen Sie sich gerade hin, und nehmen Sie in die linke Hand eine Kurzhantel von etwa 5 kg. Nun beugen Sie den Unterarm im Ellbogengelenk an, und bringen die Kurzhantel langsam nach oben zur Schulter. Bei dieser Bewegung wird – vorausgesetzt, Sie machen die Anbeuge korrekt und nicht abgefälscht – ausschließlich der Bizepsmuskel in Anspruch genommen.
Zu Anfang der Bewegung wird dem Muskel kaum Widerstand entgegengesetzt. Der Widerstand wächst jedoch immer stärker, je mehr sich der Unterarm der Waagerechten nähert. Von diesem Punkt an nimmt dann der gegen den Bizeps gerichtete Widerstand wieder ab; am obersten Punkt, an dem die Hantel fast Ihre Schulter berührt, ist der Widerstand gleich Null.

Zu Punkt 1 der Aufstellung: Bei diesem Bewegungsvorgang liegt der stärkste Widerstand nicht am oberen Punkt, sondern in der Mitte.
Zu Punkt 2: Bei der Hantelbewegung variiert der Widerstand zwar auch, aber »falsch«, nicht der Kraftkurve angepaßt.
Was ist das nun schon wieder: »Kraftkurve«?
Jeder Muskel hat eine eigene Kraftkurve. Das ist nichts anderes als eine grafische Darstellung, aus der die jeweilige Stärke des Muskels während des Bewegungsablaufs abzulesen ist.

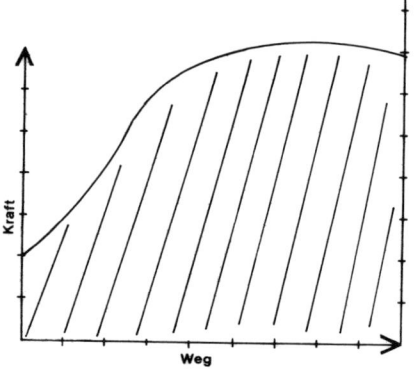

Das sieht beispielsweise beim Bizepsmuskel so aus (vgl. Zeichnung): Die Kraft steigt (von links nach rechts) um so stärker an, je mehr der Unterarm gebeugt wird. Fast am Ende erreicht der Muskel seine größte Kraft, die dann ganz schnell wieder absinkt.
Kommen wir zu Punkt 4: Beim Bizepstraining ist das schwache Glied

in der Kette die Griffkraft. Bedeutend schwächer noch werden jedoch die Zwischenglieder beispielsweise beim Klimmzug, wodurch lediglich der Rücken trainiert werden soll: Hier ist es nicht nur die Griffkraft, sondern auch die Bizepskraft, die vorzeitig zur Aufgabe zwingt, bevor der große Rückenmuskel richtig durchtrainiert worden ist.

Und schließlich zu Punkt 5, der besagt, daß der volle Bewegungsablauf durchgeführt werden soll. Das ist beim Hanteltraining nicht immer der Fall.

Trainingsmaschinen erfüllen alle Voraussetzungen zum Training der gesamten Muskulatur optimal, denn:

1. Im kontrahierten Zustand wird der Muskel am stärksten belastet.
2. und 3. Der Widerstand paßt sich der Kraftkurve des Muskels während der Bewegung an.
4. Schwache Zwischenglieder werden durch »direktes Anlegen« des Widerstandes an den zu trainierenden »Hebelarm« ausgeschlossen.
5. Der gesamte Bewegungsablauf wird durch Vordehnung und »Nachdehnung« (fördert auch die Gelenkigkeit!) ausgenutzt.

Ihnen sollten hiermit die hauptsächlichen Vorteile des Maschinentrainings klar sein. Das Training mit konventionellen Hanteln sei jedoch deswegen keineswegs unterschätzt: Bei richtiger Anwendung lassen sich sicherlich 80% der Ergebnisse des Maschinentrainings damit erzielen.

Aber ein Riesenvorteil des Trainings an Maschinen ist ganz unbestreitbar: Da diese eine optimale Kraftkurvenanpassung haben, kann das Training kürzer gefaßt werden als das Hanteltraining. Mit Maschinen braucht man nicht mehr die Muskeln »von allen Winkeln« anzugreifen, da dieser »Angriff« durch die kontinuierliche, sinnvolle Belastung während des gesamten Bewegungsablaufs garantiert ist.

Und wer will schon Stunden in der »Folterkammer« verbringen, um Gesundheit, gutes Aussehen, Kraft und Leistungsverbesserung im Sport zu erreichen (ein Argument übrigens, das immer wieder Trainer von Wettkämpfern anführen, um dem Krafttraining aus dem Wege zu gehen)?

Krafttraining soll kurz und intensiv sein!

Das Richtige in kürzester Zeit tun – das soll Ihre Devise sein!

Dabei sei auf einen der gravierendsten und immer wieder gemachten Fehler hingewiesen: zu »schnelles« Training.

Die Bewegungen müssen l-a-n-g-s-a-m sein, damit der Widerstand während des gesamten Bewegungsablaufs gegen den Muskel gerichtet ist. Langsam trainieren heißt:

● Die Aufwärtsbewegung – also die Positivbewegung – muß etwa 2 Sekunden dauern.

- Im kontrahierten Zustand sollte eine Pause von 1 Sekunde eingelegt werden.
- Die Dauer der Abwärtsbewegung – der Negativphase – sollte 3 Sekunden betragen.

Besonders der letztgenannte Punkt wird kaum beachtet. Da wird das Gewicht nach dem Hochschwingen einfach wieder fallengelassen! Die Bewegungen schließen somit totale Leerlaufphasen ein.

Richtiges Trainieren – kurz und korrekt – vermindert auch die Verletzungsgefahr, denn ruckartiges Bewegen gegen einen Widerstand schadet immer den Gelenken, Sehnen und Bändern – und auch den Muskeln selbst. Vorzeitiger Verschleiß wäre die Folge.

Wenn Sie hingegen optimal trainieren, benötigen Sie keineswegs ein endlos langes Training – was ebenfalls der Schonung der Gelenke entgegenkommt.

Der Autor selbst, der noch weitere Sportarten ausübt, trainiert schon über 30 Jahre und hat noch nie eine Verletzung durch das Training selbst erlitten. Blessuren durch äußere Einwirkungen bei gefährlichen Sportarten waren indes nicht immer zu vermeiden. Und der Verfasser trainiert immer noch »schmerzfrei«, was man von sehr vielen Kraftsportlern und auch Bodybuildern älteren Semesters nicht behaupten kann.

Wir kommen um noch ein bißchen Theorie nicht herum: Muskelkunde

In der Medizin werden die Muskeln, die wir für unser Training primär gebrauchen, *Skelettmuskeln* genannt. Warum?

Weil diese Muskeln, deren Bewegung über vom Willen beeinflußte Nerven erfolgt, die Knochen hebelartig in den Gelenken bewegen. Dies geschieht dadurch, daß sich die Muskeln zusammenziehen.

Nur bei dieser Bewegung leistet der Muskel Arbeit. Er kann sich bis zur Hälfte verkürzen und dabei auf das Doppelte anschwellen. Beim Zusammenziehen helfen die Sehnen an beiden Enden des Muskels. Nun kann aber der Muskel, der sich zusammenzieht, sich nicht wieder strecken. Dies geschieht durch den Gegenmuskel: Der Bizeps beugt den Arm an, der Trizeps streckt ihn wieder.

Die Skelettmuskeln bestehen aus den *Muskelfasern*. Diese sind ge-

Nr.	Bezeichnung des Muskels	Funktion des Muskels
1	vierköpfiger Schenkelmuskel (Musculus quadriceps femoris)	streckt das Bein im Kniegelenk
2	Schenkelanzieher (Musculus adductor brevis)	zieht das Bein zum Körper heran
3	Schneidermuskel (Musculus sartorius)	beugt das Bein im Hüft- und im Kniegelenk
4	Zehenstrecker (Musculus extensores)	heben die Zehen nach oben
5	Schollenmuskel (Musculus seleus)	streckt den Fuß im Fußgelenk
6	vorderer Schienbeinmuskel (Musculus tibialis anterior)	hebt den Fuß im Fußgelenk
7	zweiköpfiger Schenkelbeuger (Musculus biceps femoris)	beugt das Bein im Kniegelenk
8	großer Rückenmuskel (Musculus latissimus dorsi)	zieht den Arm seitlich nach unten und zugleich nach innen

Nr.	Bezeichnung des Muskels	Funktion des Muskels
9	Sägemuskel (Musculus serratus)	zieht die Schulterblätter nach vorne
10	Trapezmuskel (Musculus trapezius)	hebt die Schultern
11	Brustmuskel (Musculus pectoralis major)	bringt den Arm nach vorne
12	Deltamuskel (Musculus deltoideus)	seitlicher Deltamuskel: hebt den Arm zur Seite vorderer Deltamuskel: hebt den Arm nach vorne hinterer Deltamuskel: bewegt den Arm nach hinten
13	zweiköpfiger Armmuskel (Musculus biceps brachii)	beugt den Arm im Ellbogengelenk
14	dreiköpfiger Armmuskel (Musculus triceps brachii)	streckt den Arm im Ellbogengelenk
15	Fingerbeuger (Musculus flexores)	führen die Finger zusammen und beugen das Handgelenk mit der Handinnenfläche zum Unterarm
16	gerader Bauchmuskel (Musculus rectus abdominis)	führt den Brustkorb zum Becken
17	seitlicher Bauchmuskel (Musculus obliquus externus abdominis)	beugt den Oberkörper zur Seite und dreht den Oberkörper im Hüftgelenk
18	großer Gesäßmuskel (Musculus glutaeus maximus)	streckt das Bein im Hüftgelenk

31

bündelt. Die kontrahierenden Elemente des Muskels nennt man Muskelfibrillen.

Daß das Muskeltraining eine Verdickung der Muskelfasern bewirkt, wissen wir. Die Leistung des Muskels ist vom Querschnitt abhängig, und Leistung bedingt Training. Je mehr Training, je mehr Leistung der Muskel ausgesetzt ist, um so stärker »wächst« er; hier ist aber Leistung nicht als langandauernde Leistung zu sehen, sondern als Leistung von der immer wieder gesteigerten Belastung her.

Die Muskelkraft ist von der Anzahl der Muskelfibrillen abhängig, nicht nur von der Zahl der Muskelfasern. In letzter Zeit konnte nachgewiesen werden, daß sich Muskelfibrillen unter Belastung vermehren können; ja sogar eine Teilung der Muskelfasern ist bei intensivem Training möglich.

Ein Muskel, der viel leistet und sich somit verdickt, braucht eine gesteigerte Versorgung. Dies geschieht durch vermehrte Zufuhr von Blut, das dem Muskel Sauerstoff und Nährstoffe zur Verfügung stellt. Dies nennt man Kapillarisierung.

Damit dürfte grundsätzlich genug über die Beschaffenheit der Skelettmuskeln gesagt sein. Wir wollen uns ja – wie schon einmal erwähnt – nicht in theoretischen Abhandlungen verlieren, sondern praktisch vorgehen. Diesem Ziel kommen wir wieder näher, wenn wir unsere eigenen Muskeln einmal näher betrachten und überlegen, welche Bewegungen sie ermöglichen.

In der nachstehenden Zeichnung eines Bodybuilders sind die einzelnen Muskeln gut zu erkennen. Entnehmen Sie sodann aus der Tabelle die dazugehörige Ziffer, den Namen des Muskels und seine Aufgabe.

Muskelketten und Ausbreitungseffekt

Es wäre falsch, würde man nur einige bestimmte Muskeln trainieren. Spielen Sie beispielsweise Fußball, drängt sich vielleicht der Gedanke auf, nur die Beine trainieren zu wollen.

Aber solch ein Training wäre nicht nur falsch, sondern auch gefährlich!

Der Körper weist zwar einzelne Muskeln auf, diese aber stehen – natürlich – in einem Zusammenhang miteinander. Der große Gesäßmuskel beispielsweise geht in die untere Rückenpartie über, hat die Aufgabe, das Bein im Hüftgelenk zu strecken, und auch die

Funktion, es seitlich abzuspreizen. Würde nun der Spieler ganz isoliert nur seine Beine trainieren, fehlte im Endeffekt etwas, um fußballspielen zu können.

Noch ein krasseres Beispiel: Viele Trainierende, die schon monate- oder gar jahrelang mit den Hanteln umgehen und vielleicht sogar Gewichtheben oder das sogenannte »Powerlifting« betreiben, klagen über Störungen und Schmerzen im unteren Rückenbereich. Der Grund liegt meistens in falschem und ungenügendem Training dieses Muskels.

Zwar wird durch das Beintraining und das Oberkörpertraining der Körper »gestärkt«, aber jede Kette ist halt nur so stark wie ihr schwächstes Glied.

Der mit kraftvollen Beinen und starkem Oberkörper ausgestattete »Muskelmann« will nun ein schweres Gewicht heben und — versagt! Grund: zu schwaches Zwischenglied »unterer Rücken«.

Solche partielle Schwäche kann sogar zu gefährlichen Verletzungen führen. Jeder, absolut jeder Sportler und Trainierende, der mit schwereren Gewichten umgeht, sollte das Training des unteren Rückens unbedingt in sein Programm einbeziehen! Darum ist es auch beim Auf-heben eines Gegenstandes falsch, möglichst den unteren Teil des Rückens zu schonen, indem man mit aufgerichtetem Oberkörper in die Hocke geht. Erfolg: noch weniger Beanspruchung des unteren Rückens und weitere Verkümmerung.

Wir haben Menschen mit Problemen in der Rückengegend binnen ganz kurzer Zeit durch sinnvolles Training helfen können, »Kreuzschmerzen« verschwanden, das Verkrampftsein am Hals hörte auf, ja sogar die jahrelangen Kopfschmerzen wurden nicht mehr gespürt!

Sie sehen also: Das Muskelsystem des Körpers besteht aus Muskelketten. Wie schon einmal im Kapitel zum Rehabilitationstraining dargelegt, gibt es nun den sogenannten Ausbreitungseffekt. Daß dieser eher von den größeren Muskeln ausgeht als von den kleinen, dürfte klar sein. Und so sollte das Training auch in der Praxis aufgebaut werden:

● Training des ganzen Körpers an einem Tag, beginnend beim größten Muskel, endend bei den kleinsten Muskeln!

Lassen Sie diesen Grundsatz immer Ihr Begleiter während des Trainingsablaufs sein!

Wie lange sollen wir trainieren und wie »hart«?

Das Richtige in kurzer Zeit tun soll — wie schon einmal gesagt — eine weitere Devise auf Ihrem Weg zum Trainingserfolg sein!
Und »richtig« trainieren heißt *kurz und intensiv!*
Trainieren wir zu lange, geht der Trainingseffekt verloren, da wir Gefahr laufen, überzutrainieren, trainieren wir zu kurz, so kann unter Umständen nicht genügend Reiz auf den Muskel ausgeübt werden.
Dazu kommt noch, daß ein intensives Training auf lange Zeit gar nicht möglich ist.
Was heißt, »intensiv«?
Es heißt ein Gewicht so lange immer wieder bewegen, bis absolut »nichts mehr geht«, bis die Hantel bald aus den Händen fällt, bis Sie einfach zur Aufgabe gezwungen werden.
Klingt das zu hart?
Sie könnten der Anstrengung aus dem Wege gehen, indem Sie sich ein Paar 2-kg-Hanteln zulegen und damit die nächsten 3 Jahre trainieren.
Erfolg? Kaum! Und das ist ja nun wirklich nicht Sinn der Sache — und schon gar nicht die Absicht des Autors.
Ohne Anstrengung und Mühe geht es nun mal nicht! Das ist genauso wie beim Thema »Abnehmen«.

Jede Suche nach irgendwelchen bequemen Mittelchen endet in einer Sackgasse, im Endeffekt bleibt immer wieder »F. d. H.« — und selbst das ist offenbar auch nicht »bequem«. Sonst würden nicht so viele Dicke herumlaufen!
Was bedeutet nun »das Richtige in kurzer Zeit tun« für uns in der Praxis?
Es heißt:
● vom großen Muskel zum kleinen hin trainieren,
● von jeder Übung einen »Satz« machen,
● die Wiederholungszahl zwischen 8 und 12 legen;
● die letzte Wiederholung muß so »schwer« gehen, daß keine weitere Bewegung mehr möglich ist.
Sie sehen, wir tasten uns immer mehr zur Praxis hin, haben nun schon einen Vier-Punkte-Katalog zusammen. (Weitere praktische Anweisungen — eine »Checkliste für Ihr Training« — finden Sie vor den Beschreibungen der einzelnen Übungen.)
Warum diesen Katalog nicht abschreiben und ins Heimstudio hängen oder in das Notizbuch mit Ihrer Eröffnungsbilanz legen, sozusagen als Wegweiser zu Ihren ersten Erfolgen — und allen weiteren?!!

Gewichtshöhe und Trainingstempo

Dies sind zwei ganz wichtige Aspekte, die Sie in Ihrem Trainingskatalog beachten sollten.
Mit der Gewichtshöhe ist das so eine Sache. Der Autor kennt Sie nicht, kann deshalb nicht beurteilen, ob Sie Anfänger sind und noch nie eine Hantel bewegt haben, oder ob Sie zur Gilde der »Fortgeschrittenen« gehören (oder sich dazu zählen).
Viele »Hantelnde« betreiben diesen Sport seit mehreren Jahren, halten sich für die größten Experten, eröffnen selbst ein Studio und geben ihre »Erfahrungen« weiter.
Es gibt Träger des Titels »Mr. Universum«, die wenig Ahnung vom Training haben! Eine gute Muskelentwicklung bedeutet noch lange nicht, daß der damit Bedachte über das entsprechende Potential an fachlichem Wissen verfügt. Im Gegenteil, diese Leute haben eine so große Veranlagung zum »Muskelbilden«, daß sie sich gar nicht ernsthaft bemühen müssen, solch eine Muskulatur zu erreichen. Das bedeutet wiederum, daß sie nicht »forschen« müssen, wo hier und da noch ein bißchen »herauszuholen« ist, sei es in bezug auf das Training selbst oder etwa hinsichtlich der Ernährung.
Bei vielen Top-Athleten – nicht nur im Bodybuilding – kann man behaupten, daß sie *trotz* falschen Trainings gut sind! Aber diese Athleten wären *noch* besser, wenn sie richtig trainierten!
Was dies heißt, wissen Sie ja nun schon und haben damit vielen Top-Leuten schon einiges voraus.
Den Anfängern im Muskeltraining sei geraten, zu Beginn leichte Belastungen zu wählen. Sehnen, Bänder, Gelenke müssen sich – miteinander koordiniert – erst einmal an Belastung und Bewegungsabläufe anpassen. Das geht nicht von heute auf morgen. Sie springen ja auch nicht die Skischanze hinunter, ohne erst einmal »klein angefangen zu haben«.
Also Geduld, Frau oder Herr »Anfänger«! Aber der sind Sie ja gar nicht mehr so ganz, denn Sie haben sich in diesem Buch schon bis hierher durchgebissen und sogar bereits aktiv mitgearbeitet – Glückwunsch, Sie sind dem »Schanzensprung« schon mit großen Schritten nähergekommen!
Kommen wir zum »Einlaufen«!
Absolvieren Sie in den ersten 10 Tagen folgendes Trainingsprogramm:
● Führen Sie 8–10 Grundübungen aus, beispielsweise Kniebeugen, Klimmzüge, Bankdrük-

ken, Langhanteldrücken stehend, Bizepsbeuge, Trizepsstrecken, Kreuzheben und Seitbeugen.

● Machen Sie diese Übungen *jeden* Tag, 10 Tage hintereinander.
● Nehmen Sie als Kurzhantelgewicht etwa 2–5 kg pro Hantel, und als Langhantelgewicht 12–20 kg.
● Machen Sie von jeder Übung einen Satz mit 10–12 Wiederholungen.

Sie werden sich wundern, wie schnell Sie sich an die Belastungen gewöhnen, wie Sie die Bewegungsabläufe kennenlernen, wie Sie elegant und verletzungsfrei in das Programm hineinwachsen! Für die Klimmzüge nehmen Sie natürlich kein Gewicht. Haben Sie Schwierigkeiten, überhaupt einen Klimmzug zu machen, so führen Sie nur Negativklimmzüge durch. Sie steigen also auf einen Hocker, bis Sie mit dem Kinn zur Klimmzugstange reichen und lassen sich dann langsam herab. Bald werden Sie auch in der Lage sein, ohne Mühe 12 Klimmzüge machen zu können. So weit für Sie als Anfänger – aber wir wollen die schon länger Trainierenden nicht auslassen! Ihnen sei geraten – außer der Umstellung im Training, die Sie nun bald vornehmen werden – die Gewichtsbelastungen und die Zahl der Wiederholungen zu notieren, um einen Trainingsstand auch auf dem Papier zu erreichen. Von dort aus kommt dann die Beschränkung, in der der Meister liegt. Der Fortgeschrittene wird es bedeutend schwerer haben als der Anfänger!

Fehler, die sich einmal eingeschlichen haben, sind schwer auszubügeln, angenommene Gewohnheiten schwerlich abzulegen. Der Fortgeschrittene macht oft folgende Fehler:

● zu langes Training,
● Training mit geringer Intensität,
● zu ruckartige Bewegungen,
● Training ohne Ausnutzung des gesamten Bewegungsablaufs,
● Training ohne Progression,
● Training ohne Buchführung, mit planloser Reihenfolge der Übungen.

Dazu noch ein offenes Wort an die »Fortgeschrittenen«: Seien Sie nicht so hochnäsig, die weitere Lektüre dieses Buchs mit der Begründung abzulehnen: »Was ich mache, ist richtig; denn ich habe ja Erfolg!« Zu dem Erfolg gratuliere ich Ihnen als Autor, aber wäre der Erfolg vielleicht nicht noch größer, wenn . . . ? Dieses »Vielleicht« sollte besser gestrichen werden, denn der Erfolg *wird* größer sein, wenn Sie sich an die Regeln dieses Buchs halten! »Aber die anderen machen es doch auch so, trainieren stundenlang, haben Erfolg . . . !« Frage des Autors an Sie: Haben wirklich *alle* Erfolg? Haben Sie diejenigen beobachtet, die jahrelang erfolglos trainieren oder gar das Training aufgeben? Manchmal müßte man auch das sehen, was man nicht sehen kann!

Zum Trainingstempo: Das Training sollte schnell absolviert werden. Schnell heißt jedoch nicht etwa, daß Sie die Bewegungen selbst schnell ausführen sollen, sondern daß Sie die Pausen zwischen den einzelnen Übungen kurz und immer kürzer halten müssen.

Grund: Sie erhöhen die Wirkung auf das Herz-Kreislauf-System, Sie bekommen Kondition! Auch zum Vermerken dieser Pausen ist das Trainingstagebuch da, denn *alles,* was mit dem Training zu tun hat, sollte darin schriftlich festgehalten werden.

Im nächsten Kapitel, das der Fortschrittskontrolle gewidmet ist, werden Sie mehr darüber erfahren.

Fortschrittskontrolle – Ihr Tagebuch

Sie können natürlich Gewichte bewegen und, wenn Sie einmal Lust und Laune haben, ein paar Scheiben mehr aufstecken.

Zweifellos werden Sie langfristig, sehr langfristig einen gewissen Erfolg sehen.

Aber dazu gehört immerhin eine gehörige Portion Geduld; dafür bringt dieser Weg freilich einige Unbequemlichkeiten weniger mit sich.

Sie aber wollen *jetzt* den Erfolg, in kurzer Zeit. Sie können nicht lange warten, bis Bekannte sagen, Sie hätten sich positiv verändert, oder darauf hoffen, in einer Sportdisziplin Ihren Gegner schlagen zu können. Auf dem Weg zu schnellen Erfolgen ist der Wert des sogenannten Trainingstagebuchs nicht zu unterschätzen.

Es braucht natürlich nicht unbedingt ein Buch zu sein; wir haben in unserem Studio Trainingskarten in Gebrauch. Sie werden zum »Maschinentraining« benutzt und geben jederzeit über den Trainingsstand Aufschluß. Sehen Sie sich das nachstehende Muster genau an. Von diesem ausgehend können Sie ohne Mühe ein Trainingsblatt zusammenstellen, auf dem Sie Ihre Eintragungen vornehmen.

In die linke Spalte schreiben Sie die Übungen, die Sie durchführen möchten, in der nächsten Spalte steht das aufgelegte Gewicht, es folgt die erreichte Wiederholungszahl. Über diesen beiden Gewichts- und Wiederholungsspalten tragen Sie jeweils das Datum ein.

Der Vorgang: Nach Ihrem »Einlaufen« von 10 Tagen – ich spreche wiederum Sie als Anfänger (oder Anfängerin) an – erhöhen Sie das Gewicht möglichst so, daß Sie maximal 12 Wiederholungen ausführen können. Die Wiederholungszahl tragen Sie nun bei jeder Trainingssitzung ein. Haben Sie 12 Wiederholungen erreicht, so kreisen Sie diese Zahl ein. Sie haben so einen Hinweis, daß Sie beim nächsten Training das Gewicht erhöhen müssen.

Dieses neue Gewicht wird wiederum eingetragen und die »12« angesteuert. So erhöhen Sie immer wieder das Gewicht, Sie trainieren »richtig« hinsichtlich der Progression. Und das bringt Sie dem Erfolg bedeutend näher!

Mit Gewichten einfach so herumtrainieren – das dürfte Ihnen nun einleuchten – bringt Erfolg nur in (ganz) ferner Zukunft, wenn überhaupt.

NAME:

	Datum	G	W	Datum	G	W	Datum	G	W
I. BEINE									
● Pressen									
● Strecken									
● Beugen									
● Wadenheben									
II. RÜCKEN									
● Pull-Over									
● Behind Neck									
● Kreuzheben									
● Hyperextension									

	Datum	G	W	Datum	G	W	Datum	G	W
III. BRUST									
● Butterfly									
● Bankdrücken flach									
● Bankdrücken schräg									
IV. SCHULTERN									
● Armheben Seite									
● Drücken sitzend									
V. BIZEPS									
● Beugen									
VI. TRIZEPS									
● Strecken									
VII. BAUCH									
● Bauchbrett									

Das Training – wir fahren 1. Klasse

Bevor wir zur Hantel greifen, das Seil ziehen oder in die Trainingsmaschine einsteigen, wollen wir uns den (erweiterten) Trainingskatalog ansehen und uns noch mit einigen nützlichen und wichtigen Hinweisen befassen:

● Planen Sie Ihr Training so, daß Sie vom großen Muskel zum kleinen hin trainieren (nähere Tips im Kapitel zur Trainingsplanung).

● Machen Sie von jeder Übung nur einen Satz.

● Legen Sie die Wiederholungszahl zwischen 8 und 12.

● Trainieren Sie intensiv – die letzte Wiederholung sollte *gerade noch* möglich sein!

● Führen Sie unbedingt ein Trainingstagebuch, um Ihre Fortschritte festzuhalten. Es sollte Ihr ständiger Trainingsbegleiter sein, Ihr »Gegner« und zugleich Verbündeter.

● Nutzen Sie bei jeder Übung den vollen Bewegungsablauf.

● Begrenzen Sie Ihr Training auf 10–15 Übungen.

● Trainieren Sie »langsam/schnell«. Machen Sie die Bewegungen der Übungen langsam, halten Sie die Pausen zwischen den einzelnen Übungen kurz.

● Gestalten Sie Ihr Training abwechslungsreich.

● Trainieren Sie dreimal in der Woche, wobei nach jedem Trainingstag unbedingt 1 Tag Pause zur Erholung eingelegt werden sollte.

Noch etwas zum Thema Atmung und Aufwärmen:

Bei der Kraftanstrengung – also der Positivbewegung –, bei der Sie das Gewicht heben, müssen Sie ausatmen, bei der Negativbewegung einatmen.

Für das Bankdrücken heißt dies also, daß Sie das Gewicht aus der Halterung nehmen und die Stange herunterlassen, wobei Sie einatmen. Drücken Sie das Gewicht wieder nach oben, so atmen Sie aus. Dies gilt für alle Übungen.

Sie können sich durch leichte Gymnastik aufwärmen. Wollen Sie jedoch intensiv trainieren, ist das Aufwärmen weder von Vorteil noch nötig.

Machen sie die Bewegungen beim Training langsam und korrekt, so sind die ersten Wiederholungen schon Aufwärmbewegungen. Auch nimmt das Aufwärmen Energie und erschöpft den Muskel, so daß ein Intensivtraining nicht mehr optimal durchführbar ist.

Aufwärmen ist lediglich dort zu empfehlen, wo es zu kurzen, hohen Leistungen kommen soll wie beim Gewichtheben. Auch spielt das Aufwärmen in anderen Sportdisziplinen, bei denen ruckartige Bewegungen die Verletzungsgefahr erhöhen, eine bedeutende Rolle.

Die Übungen –
so machen Sie es richtig

Wir haben die einzelnen Übungen schematisiert, damit Sie einen guten Einblick haben und sofort fündig werden, wenn Sie ein Detail zu einer Übung suchen. Dieses Schema wollen wir noch kurz erklären, dann geht's los . . .

Beispiel »Kniebeuge«
1. Sie trainieren den Muskel: Vierköpfiger Schenkelmuskel.
Hier also vermerken wir den Muskel, der primär bei der Übung trainiert wird. Der Einfachheit halber schreiben wir die gebräuchlichste Bezeichnung. Schauen Sie aber bitte, wenn Sie etwas nicht verstehen, im Kapitel »Muskelkunde« nach.
2. Mittrainiert werden: großer Gesäßmuskel und unterer Rücken, Waden.
Bei vielen Übungen werden weitere Muskeln mit in Anspruch genommen, sozusagen als Unterstützung. Lesen Sie noch einmal im Kapitel über die Muskelketten nach.
3. An Geräten benötigen Sie: 1 Langhantel, 1 Langhantelständer. Dazu erübrigt sich die Erklärung.
4. Gewichtsbelastung: 20 kg
Diese Angaben beziehen sich auf Belastungen für einen Anfänger, um diesem den Einstieg ins Muskeltraining zu erleichtern.
5. Wiederholungszahlen:
8–12 (bis maximal 15).
Diese Angaben bleiben (fast) immer gleich. Bei einigen Übungen kann variiert werden; die Angaben finden Sie dann in Klammern.
6. Anfangsstellung: Bild 1a
Dies ist der Hinweis auf das dazugehörige Foto, damit Sie die Übung anhand der Abbildung besser verstehen können.
7. Endstellung: Bild 1b
(wie unter 6.)
8. Beschreibung der Übung: Nehmen Sie die Langhantel von dem Langhantelständer . . . usw.
Hier wird die Übung ganz genau beschrieben. Halten Sie sich streng an den Text, damit Sie nichts falsch machen.
9. Was Sie vermeiden sollten: zu weites Vorbeugen des Oberkörpers während der Übung.
Dieser Punkt ist besonders wichtig für Sie, damit sich keine Fehler in die Bewegungen einschleichen. Auch werden Hinweise gegeben, wie Sie eventuellen Verletzungsgefahren aus dem Weg gehen können. Bitte Angaben genauestens beachten!

A. Training mit Hanteln

Langhantelkniebeuge

1. *Sie trainieren den Muskel:*
   vierköpfiger Schenkelmuskel
2. *Mittrainiert werden:*
   großer Gesäßmuskel und unterer Rücken, Waden
3. *An Geräten benötigen Sie:*
   1 Langhantel
   1 Hantelständer
4. *Gewichtsbelastung:*
   auf jeder Seite der Hantel eine 5-kg-Scheibe
5. *Wiederholungszahlen:*
   8–12 (bis maximal 15)
6. *Anfangsstellung:* Bild 1 a
7. *Endstellung:* Bild 1 b
8. *Beschreibung der Übung:*
   Sie nehmen die Langhantel so auf den Rücken, wie es die Abbildung zeigt.
   Nun gehen Sie langsam in die Hocke (Abwärtsbewegung dauert 3 Sekunden), von unten drücken Sie sich mit der Kraft der Oberschenkel wieder nach oben (2 Sekunden Dauer).
   Lassen Sie die Beine oben etwas eingeknickt, und gehen Sie dann sofort wieder abwärts. So erreichen Sie eine kontinuierliche Belastung des Schenkelmuskels.
9. *Was Sie vermeiden sollten:*
   Beugen Sie sich mit dem Oberkörper nicht nach vorne; versuchen Sie ihn aufrecht zu halten, wenn Sie die Kniebeuge durchführen.
   Machen Sie keine Ruckbewegungen.
   Federn Sie, wenn Sie in der Hockstellung angekommen sind, nicht die Bewegung ab.

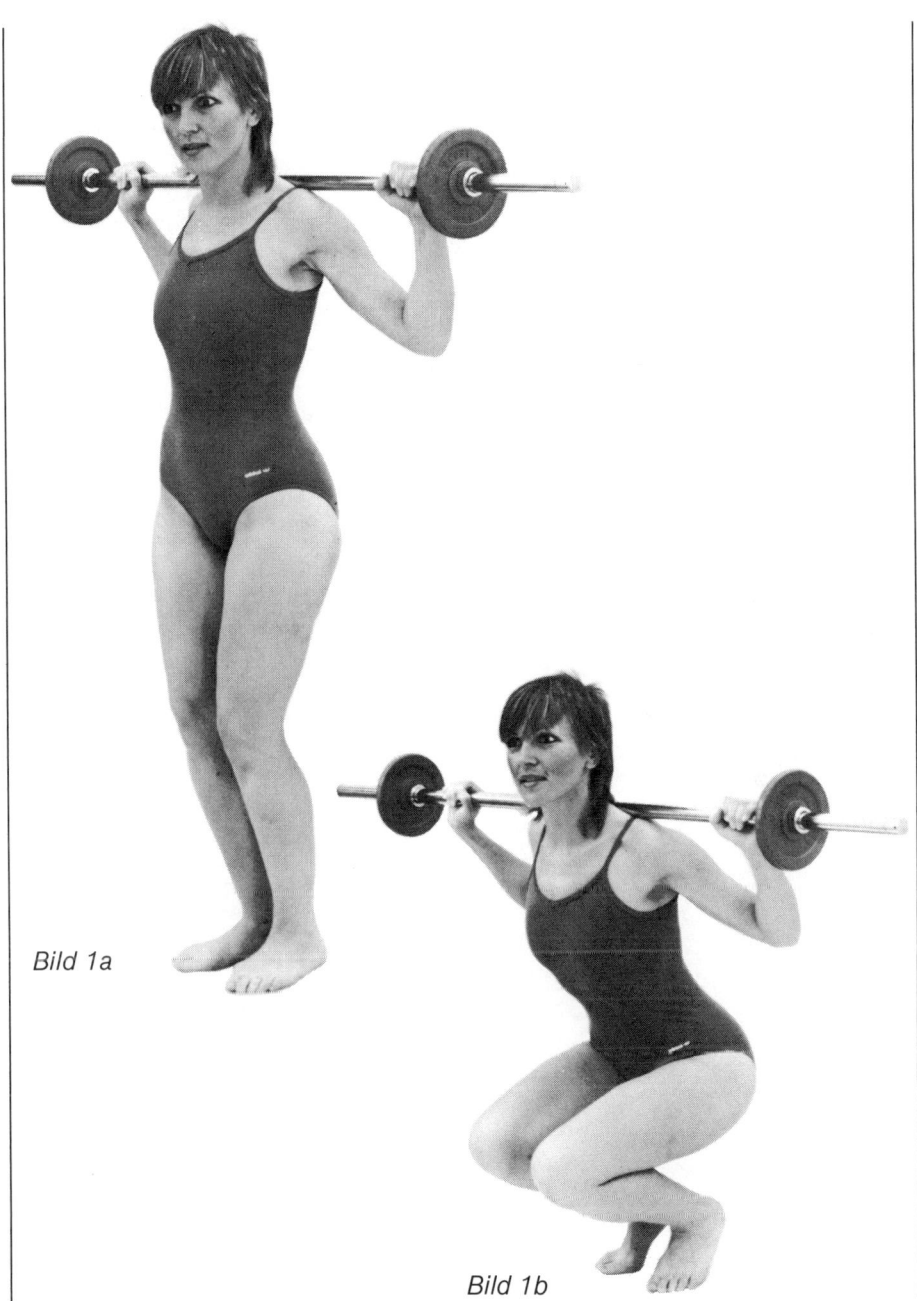

Bild 1a

Bild 1b

43

Kurzhantelkniebeuge

1. *Sie trainieren den Muskel:*
   vierköpfiger Schenkelmuskel
2. *Mittrainiert werden:*
   großer Gesäßmuskel und unterer Rücken, Waden
3. *An Geräten benötigen Sie:*
   2 Kurzhanteln
4. *Gewichtsbelastung:*
   je Kurzhantel zwei $2^1/_2$-kg-Scheiben
5. *Wiederholungszahlen:*
   8–12 (bis 15)
6. *Anfangsstellung:* Bild 2a

7. *Endstellung:* Bild 2b
8. *Beschreibung der Übung:*
   Nehmen Sie die beiden Kurzhanteln auf, und stellen Sie sich gerade hin.
   Ohne den Oberkörper vorzubeugen, gehen Sie in die Hocke. Federn Sie nicht ab.
   Dann gehen Sie langsam wieder nach oben.
9. *Was Sie vermeiden sollten:*
   Es gilt dasselbe wie bei der vorhergehenden Übung.
   Wissen Sie noch, wie Sie atmen sollen?
   Gehen Sie in die Hocke hinunter, so atmen Sie ein; bei der Aufwärtsbewegung atmen Sie wieder aus.
   Versuchen Sie es; zu Beginn wird Ihnen die Atemkontrolle etwas schwerfallen. Auch hier gilt: »Übung macht den Meister«.

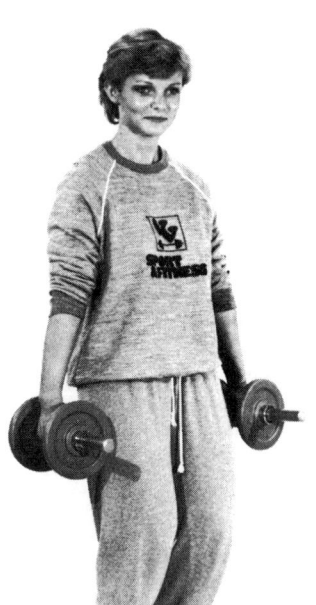

Bild 2a

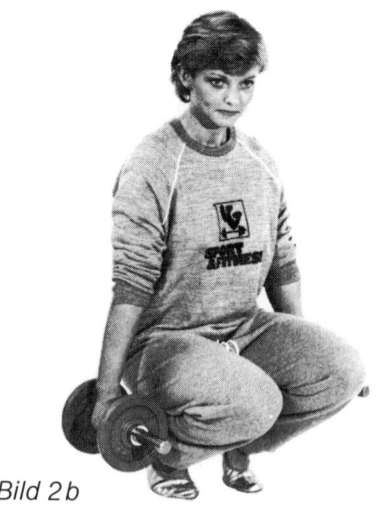

Bild 2b

Langhantelkniebeuge mit der Hantel hinter dem Körper

1. *Sie trainieren den Muskel:*
   vierköpfiger Schenkelmuskel
2. *Mittrainiert werden:*
   großer Gesäßmuskel und unterer Rücken, Waden
3. *An Geräten benötigen Sie:*
   1 Langhantel
4. *Gewichtsbelastung:*
   je eine 5-kg-Scheibe auf jeder Seite
5. *Wiederholungszahlen:*
   8–12 (bis 15)

6. *Anfangsstellung:* Bild 3a
7. *Endstellung:* Bild 3b
8. *Beschreibung der Übung:*
   Stellen Sie sich gerade hin, und halten Sie eine Langhantel *hinter* den Beinen, wie die Abbildung zeigt.
   Gehen Sie langsam hinunter, bis die Hantelscheiben fast den Boden berühren. Stoppen Sie die Abwärtsbewegung sanft ab. Halten Sie die untere Stellung für 1 Sekunde.
   Richten Sie sich langsam wieder auf. Gehen Sie *nicht* so weit nach oben, bis die Beine gestreckt sind, sondern lassen Sie sie etwas eingeknickt, wie Abb. 3a zeigt.
9. *Was Sie vermeiden sollten:*
   Bei der Bewegung nicht den Oberkörper nach vorn neigen.

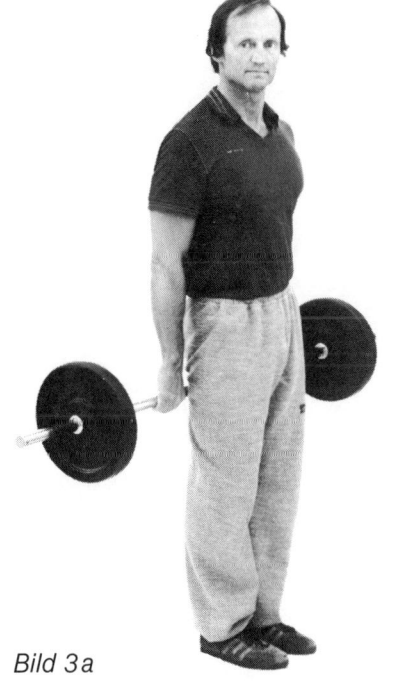

Bild 3a

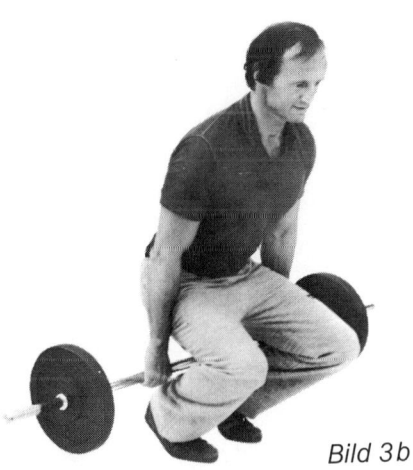

Bild 3b

45

Langhantel-Ausfallschritt

1. *Sie trainieren den Muskel:*
   vierköpfiger Schenkelmuskel
2. *Mittrainiert werden:*
   großer Gesäßmuskel und unterer Rücken, Waden
3. *An Geräten benötigen Sie:*
   1 Langhantel
4. *Gewichtsbelastung:*
   je eine 5-kg-Scheibe auf jeder Seite der Langhantelstange
5. *Wiederholungszahlen:*
   je Bein 12–15
6. *Anfangsstellung:*   Bild 4

7. *Endstellung:*   Bild 4
8. *Beschreibung der Übung:*
   Gehen Sie mit der Hantel auf dem Rücken in die Stellung, die Abbildung 4 zeigt.
   Nun wippen Sie *langsam* und nicht ruckartig den Oberkörper nach unten, so daß das rechte Bein stark belastet wird. Wippen Sie bis zu 15mal.
   Wechseln Sie zum linken Bein und wiederholen Sie die Übung.
9. *Was Sie vermeiden sollten:*
   Neigen Sie den Oberkörper nicht nach vorn.

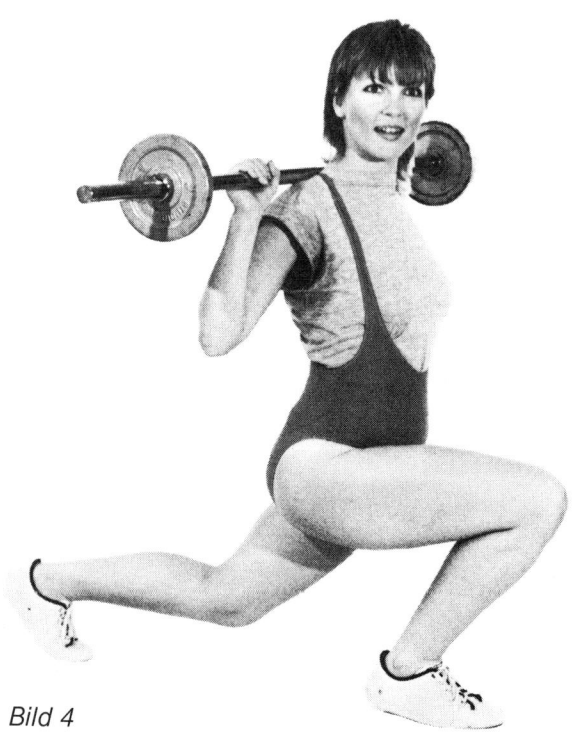

Bild 4

46

Langhantel-Kreuzheben

1. *Sie trainieren den Muskel:*
   unterer Rückenmuskel
2. *Mittrainiert werden:*
   Trapezmuskel, großer Rückenmuskel, Unterarme, Schenkelanzieher
3. *An Geräten benötigen Sie:*
   1 Langhantel
4. *Gewichtsbelastung:*
   auf jeder Seite der Langhantel
   eine 5-kg-Scheibe
5. *Wiederholungszahlen:*
   8–12 (bis 15)
6. *Anfangsstellung:* Bild 5a

7. *Endstellung:* Bild 5b
8. *Beschreibung der Übung:*
   Stellen Sie sich gerade hin, halten Sie eine Langhantel wie in
   Abb. 5a. Beachten Sie die
   Handhaltung!
   Von dieser Stellung aus gehen
   Sie sehr langsam mit dem Oberkörper nach vorne, bis die Hantelscheiben den Boden berühren.
   Die Ab- und Aufwärtsbewegung
   sollte je 6 Sekunden dauern.
   Unten angekommen, sollte Ihr
   Oberkörper eine »Katzenbuk-
   kelform« haben.
   Richten Sie sich langsam wieder
   auf, Wirbel für Wirbel »aufrol-
   lend«.
9. *Was Sie vermeiden sollten:*
   Ruckartige Bewegungen sind
   absolut falsch!

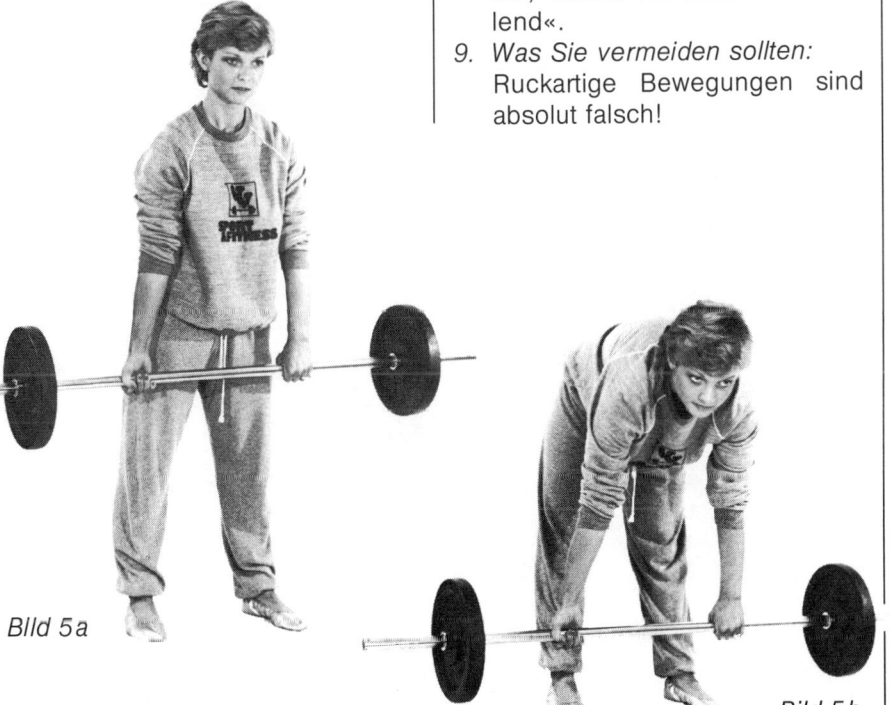

Bild 5a

Bild 5b

47

Langhantelrudern in Vorbeuge

1. *Sie trainieren den Muskel:*
   großer Rückenmuskel
2. *Mittrainiert werden:*
   Bizeps und Unterarme, unterer
   Rückenmuskel
3. *An Geräten benötigen Sie:*
   1 Langhantel
4. *Gewichtsbelastung:*
   je eine 5-kg-Scheibe auf jeder
   Seite der Langhantel
5. *Wiederholungszahlen:*
   8–12 (bis 15)
6. *Anfangsstellung:* Bild 6a
7. *Endstellung:* Bild 6b

8. *Beschreibung der Übung:*
   Gehen Sie in Vorbeuge, und
   fassen Sie die auf dem Boden
   liegende Langhantel. Sie können verschiedene Griffbreiten
   nehmen, sollten aber nicht zu
   breit fassen, da sonst der Bewegungsradius eingeschränkt
   ist.

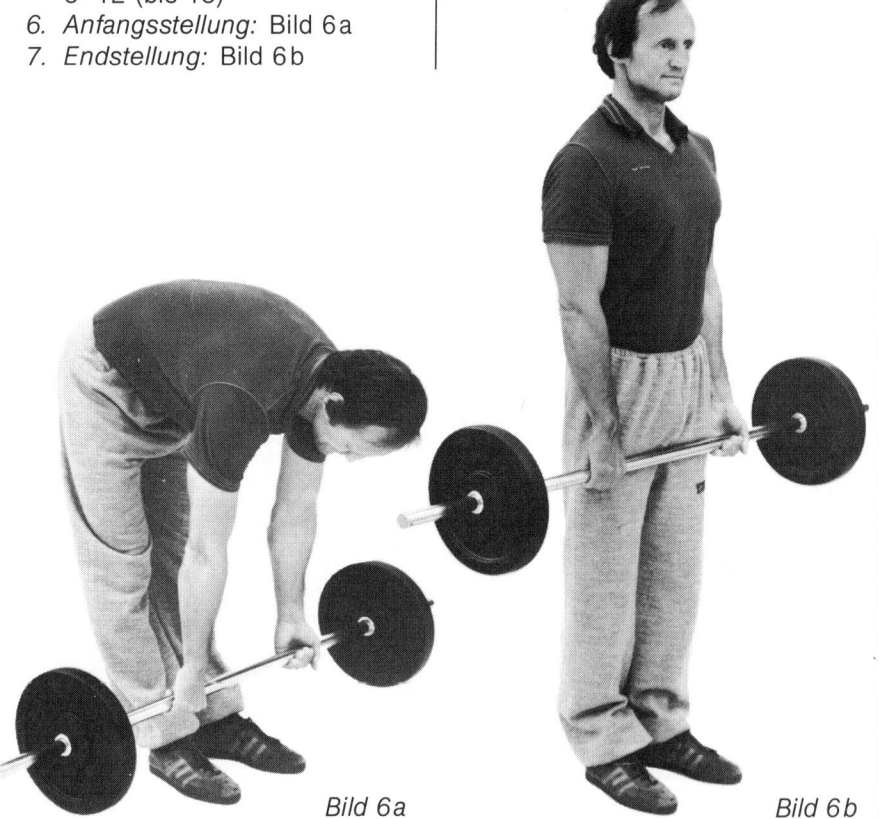

Bild 6a　　　　　　　　*Bild 6b*

48

Ziehen Sie die Langhantel langsam zur Brust oder zum Bauch. Auch hier sind Variationen erlaubt, die beim Muskeltraining immer gut sind.

Halten Sie das Gewicht 1 Sekunde, und lassen Sie es dann wieder in die Anfangsstellung langsam ab.

9. *Was Sie vermeiden sollten:*
Wie bei allen Übungen: ruckartiges Ziehen und zu schnelles Ablassen!

10. *Bemerkungen:*
Sie können die Übung auch mit 2 Kurzhanteln ausführen, wie Abb. 7a (Startstellung) und 7b (Endstellung) zeigen.

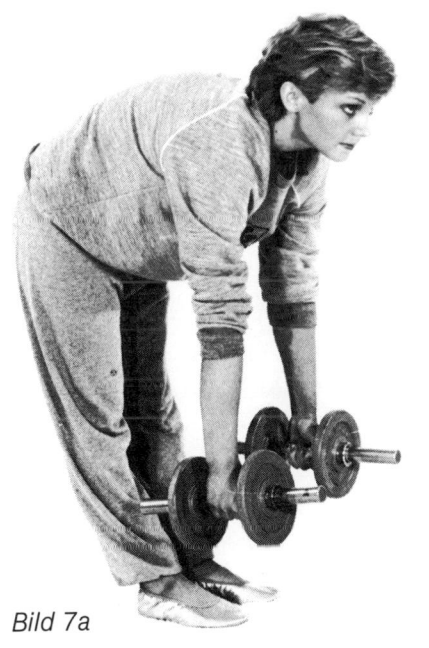

Bild 7a

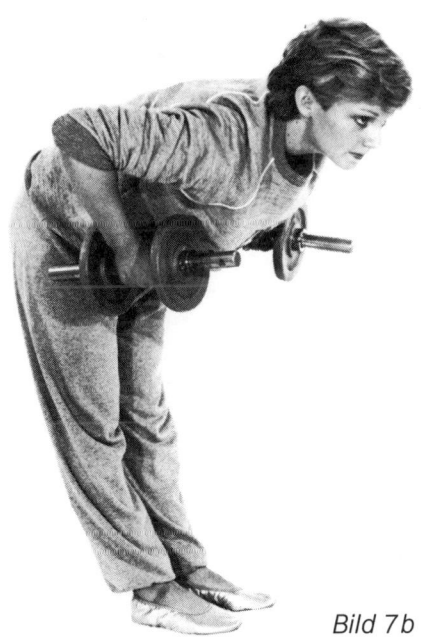

Bild 7b

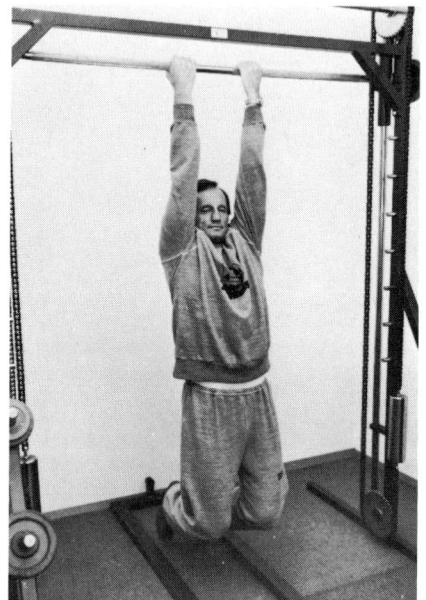

Bild 8a

Klimmzug mit engem Griff

1. *Sie trainieren den Muskel:*
   großer Rückenmuskel
2. *Mittrainiert werden:*
   Bizeps- und Unterarmmuskeln
3. *An Geräten benötigen Sie:*
   1 Klimmzugstange
4. *Gewichtsbelastung:*
   keine; später mit Hantelplatten
   am Gürtel
5. *Wiederholungszahlen:* bis 12
6. *Anfangsstellung:* Bild 8a
7. *Endstellung:* Bild 8b
8. *Beschreibung der Übung:*
   Fassen Sie die Klimmzugstange
   mit engem Griff, und ziehen Sie
   sich ohne Schwung hoch bis zur
   Stellung der Abb. 8b.
9. *Was Sie vermeiden sollten:*
   schwungartiges und ruckartiges
   Hochziehen

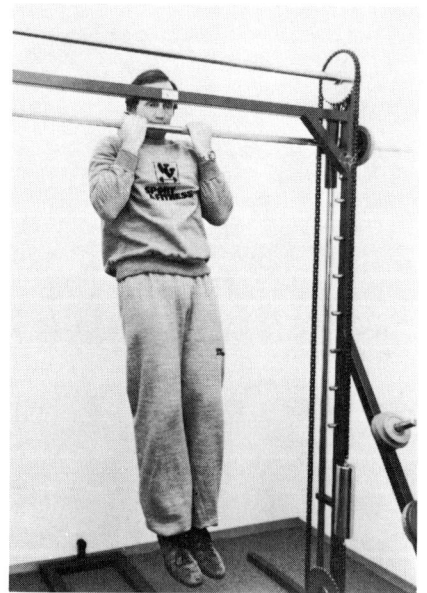

Bild 8b

Klimmzug mit breitem Griff

1. *Sie trainieren den Muskel:*
   großer Rückenmuskel
2. *Mittrainiert werden:*
   Bizeps und Unterarme
3. *An Geräten benötigen Sie:*
   1 Klimmzugstange
4. *Gewichtsbelastung:*
   keine; später Hantelscheiben
   am Gürtel
5. *Wiederholungszahlen:* bis 12
6. *Anfangsstellung:* Bild 9a
7. *Endstellung:* Bild 9b
8. *Beschreibung der Übung:*
   Fassen Sie die Klimmzugstange
   mit einem breiteren Griff, jedoch
   nicht viel breiter als Ihre Schulterweite.
   Ziehen Sie sich hoch, bis das
   Kinn sich in Höhe der Klimmzugstange befindet.
   Gehen Sie langsam wieder herab.
9. *Was Sie vermeiden sollten:*
   Schwung und ruckartige Bewegungen

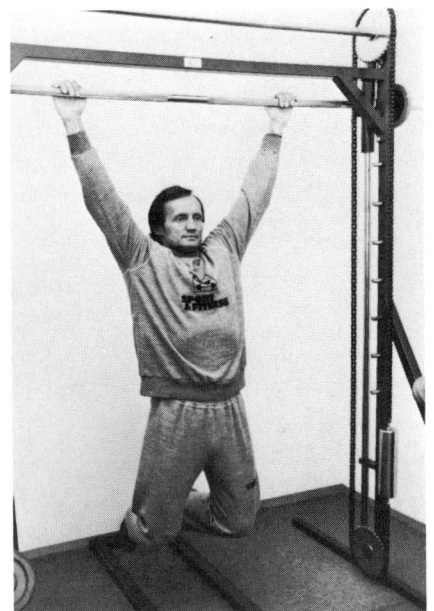

Bild 9a

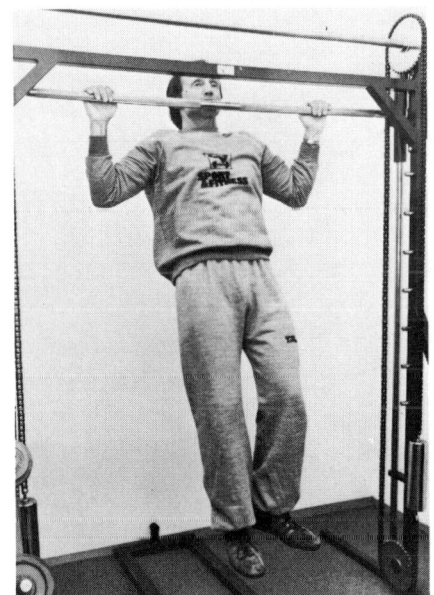

Bild 9b

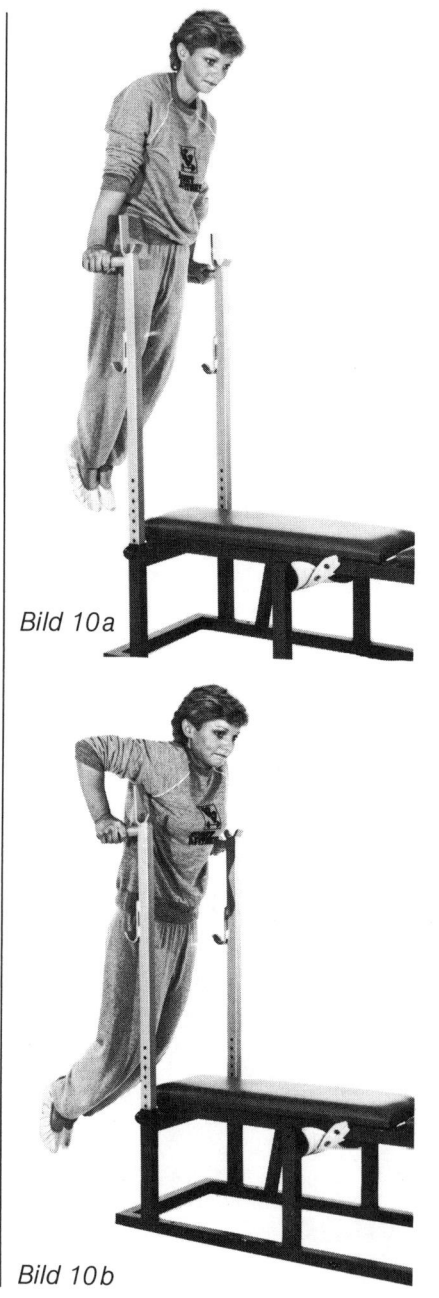

Bild 10a

Bild 10b

Barrenstütz

1. *Sie trainieren den Muskel:*
   großer Brustmuskel
2. *Mittrainiert werden:*
   Schultern, Trizeps, Bauchmuskel
3. *An Geräten benötigen Sie:*
   1 Barrenstützvorrichtung
4. *Gewichtsbelastung:* keine
5. *Wiederholungszahlen:* bis 12
6. *Anfangsstellung:* Bild 10a
7. *Endstellung:* Bild 10b
8. *Beschreibung der Übung:*
   Stützen Sie sich auf die Barrenvorrichtung wie Abb. 10a zeigt.
   Nun lassen Sie den Körper langsam herab, und zwar so weit wie
   möglich.
   Drücken Sie sich wieder nach
   oben.
   Halten Sie während der Bewegung die Ellbogen nach außen.
   Gelingt es Ihnen nicht, diese
   Übung auszuführen, machen
   Sie nur Negativbewegungen,
   indem Sie den Körper lediglich
   herunterlassen. Unten angekommen, stemmen Sie sich mit
   den Füßen wieder in die Anfangsstellung, und wiederholen
   Sie.
9. *Was Sie vermeiden sollten:*
   Lassen Sie sich keinesfalls
   »herunterfallen«. Halten Sie die
   Ellbogen nach außen, damit die
   Wirkung auf die Brustmuskulatur
   verstärkt wird.

Kurzhantel-Seitheben liegend

1. *Sie trainieren den Muskel:*
   Brustmuskel
2. *Mittrainiert werden:*
   vordere Schultern und Bizeps,
   Unterarme (leicht)
3. *An Geräten benötigen Sie:*
   1 Trainingsbank
   2 Kurzhanteln

4. *Gewichtsbelastung:*
   je zwei 2¹/₂-kg-Scheiben auf
   jeder Seite der Kurzhanteln
5. *Wiederholungszahlen:* 8–12
6. *Anfangsstellung:* Bild 11a
7. *Endstellung:* Bild 11b
8. *Beschreibung der Übung:*
   Legen Sie sich auf die Bank,
   und halten Sie die beiden
   Kurzhanteln mit fast ausgestreckten Armen, wie Abb. 11a
   zeigt.
   Von dieser Stellung aus lassen
   Sie die Hanteln zur Seite herunter, wobei Sie die Arme etwas mehr anbeugen können.
   Atmen Sie während der Abwärtsbewegung tief durch die
   Nase ein, bei der Aufwärtsbewegung durch den Mund aus.

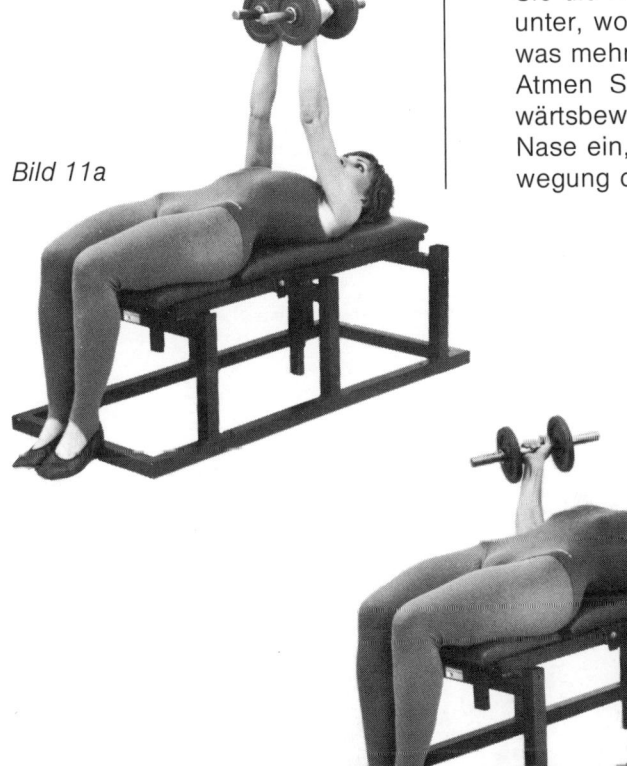

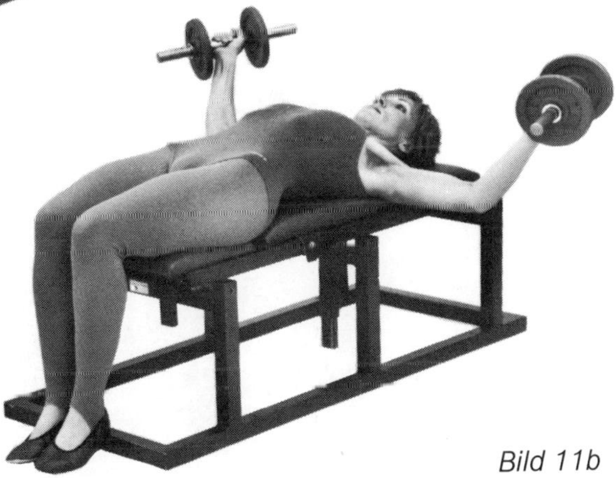

Bild 11a

Bild 11b

9. *Was Sie vermeiden sollten:*
Vermeiden Sie außer zu hastigen Bewegungen auch zu starke Überdehnungen im Endstadium der Übung.

Nehmen Sie nicht zu schwere Gewichte, sondern behalten Sie lieber eine korrekte Übungsform bei.

10. *Bemerkungen:*
Zur Variation können Sie auch die Übung mit verstelltem Rückenteil machen. Beachten Sie dazu Abb. 12a und b.

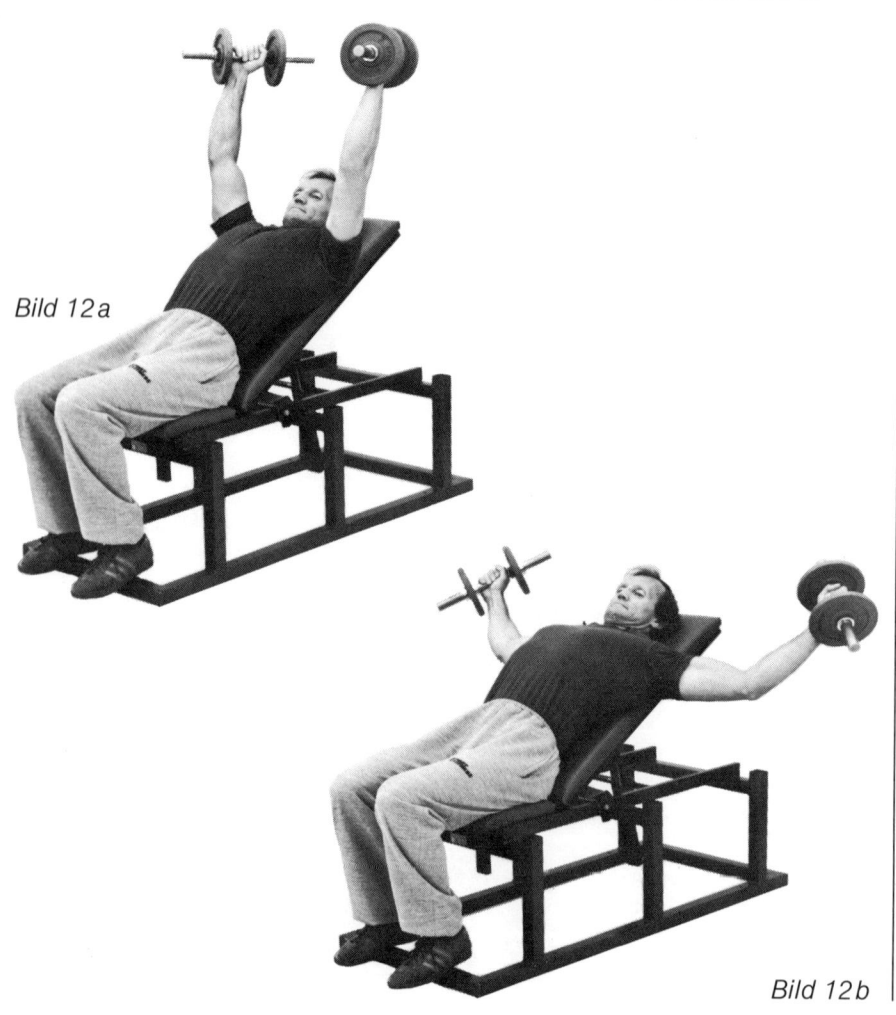

Bild 12a

Bild 12b

Langhantel-Bankdrücken

1. *Sie trainieren den Muskel:*
   Brustmuskel
2. *Mittrainiert werden:*
   vordere Schultern und Trizeps
3. *An Geräten benötigen Sie:*
   1 Trainingsbank
   1 Langhantel
4. *Gewichtsbelastung:*
   je eine 5-kg-Scheibe auf jeder
   Seite der Langhantel
5. *Wiederholungszahlen:* 8–12
6. *Anfangsstellung:* Bild 13a
7. *Endstellung:* Bild 13b
8. *Beschreibung der Übung:*
   Legen Sie sich auf eine Flach-

bank, und halten Sie mit ausgestreckten Armen (Abb. 13a) eine Langhantel über Ihren Kopf.
Von dieser Stellung aus lassen Sie die Hantel zum Hals herunter, wobei Sie die Ellbogen möglichst zur Seite halten sollten.
Atmen Sie während der Abwärtsbewegung ein und dann wieder aus, wenn Sie die Hantel von neuem nach oben drücken.

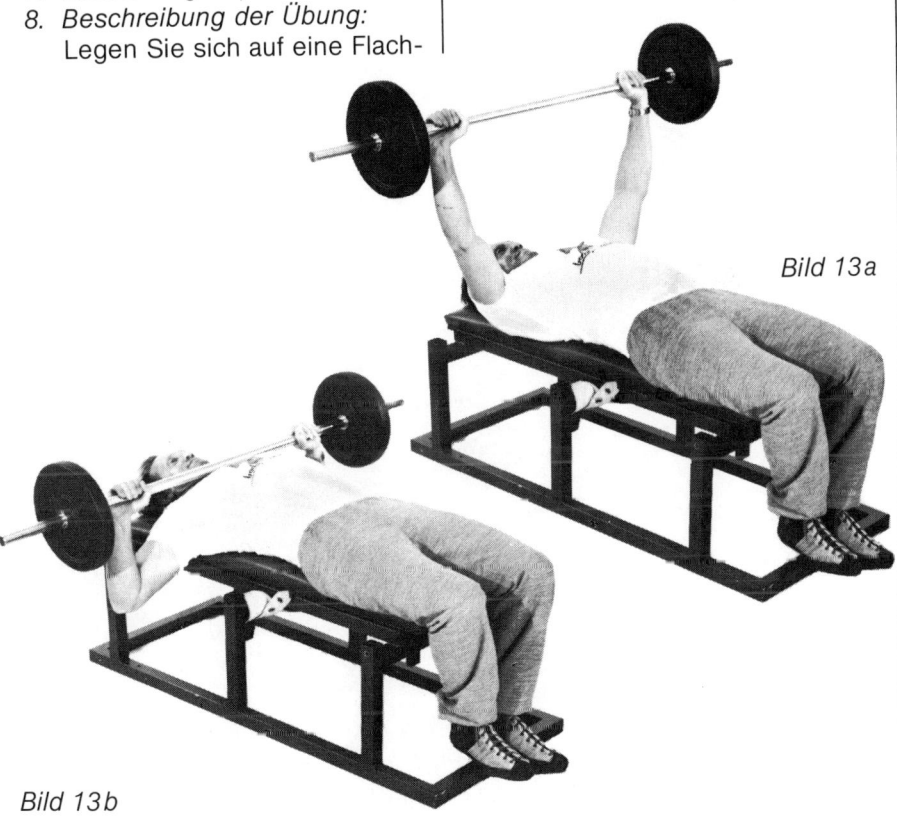

Bild 13a

Bild 13b

9. *Was Sie vermeiden sollten:*
Heben Sie während der Bewegung nicht das Gesäß an, und
fangen Sie das Gewicht, wenn
Sie die untere Stellung erreicht
haben, nicht ruckartig ab.

10. *Bemerkungen:*
Sie können die Übung auch auf
einer Schrägbank ausführen,
wie Abb. 14a und 14b zeigen.
Mit dieser Übung wird der
obere Brustbereich trainiert.
Beide Übungen können auch
mit Kurzhanteln ausgeführt
werden. Beachten Sie dazu
Abb. 15a und b sowie 16!

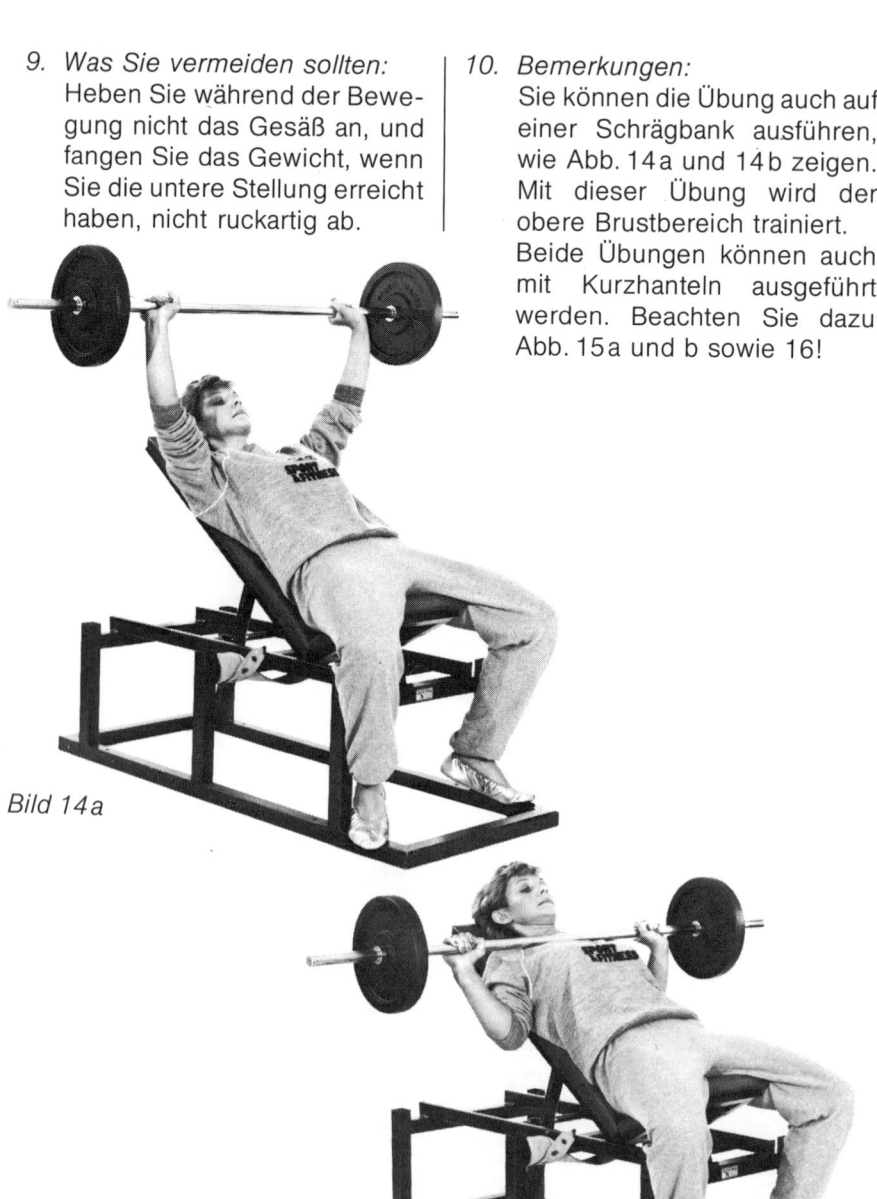

Bild 14a

Bild 14b

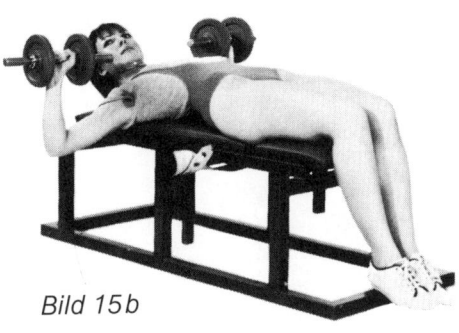

Bild 15b

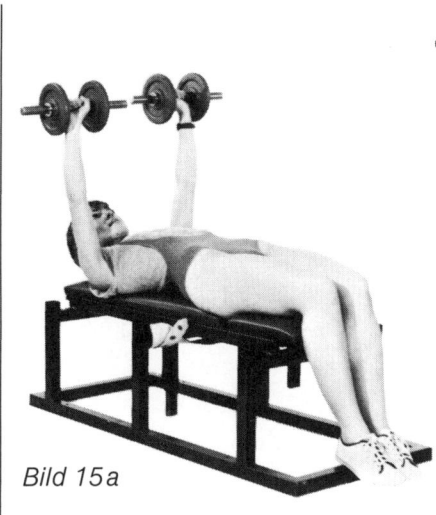

Bild 15a

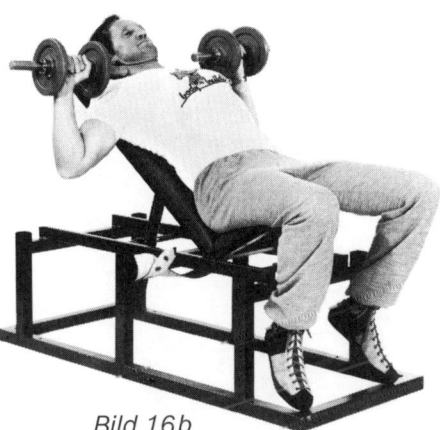

Bild 16b

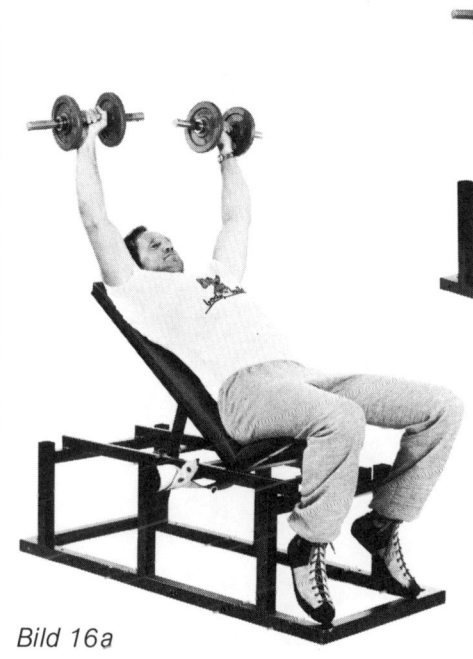

Bild 16a

Langhanteldrücken

1. *Sie trainieren den Muskel:*
   Schultermuskel
2. *Mittrainiert werden:*
   Trizepsmuskel
3. *An Geräten benötigen Sie:*
   1 Langhantel
4. *Gewichtsbelastung:*
   je eine 5-kg-Scheibe auf jeder
   Seite der Langhantel
5. *Wiederholungszahlen:* 8–12
6. *Anfangsstellung:* Bild 17a
7. *Endstellung:* Bild 17b

8. *Beschreibung der Übung:*
   Stellen Sie sich gerade hin, und
   halten Sie eine Langhantel mit
   einem Griff, der etwas breiter
   ist als Ihre Schulterbreite.
   Drücken Sie von der Position
   der Abb. 17a die Stange nach
   oben, jedoch nicht so weit, daß
   die Arme durchgedrückt sind.
   Lassen Sie das Gewicht wieder
   in die Anfangsstellung herab.

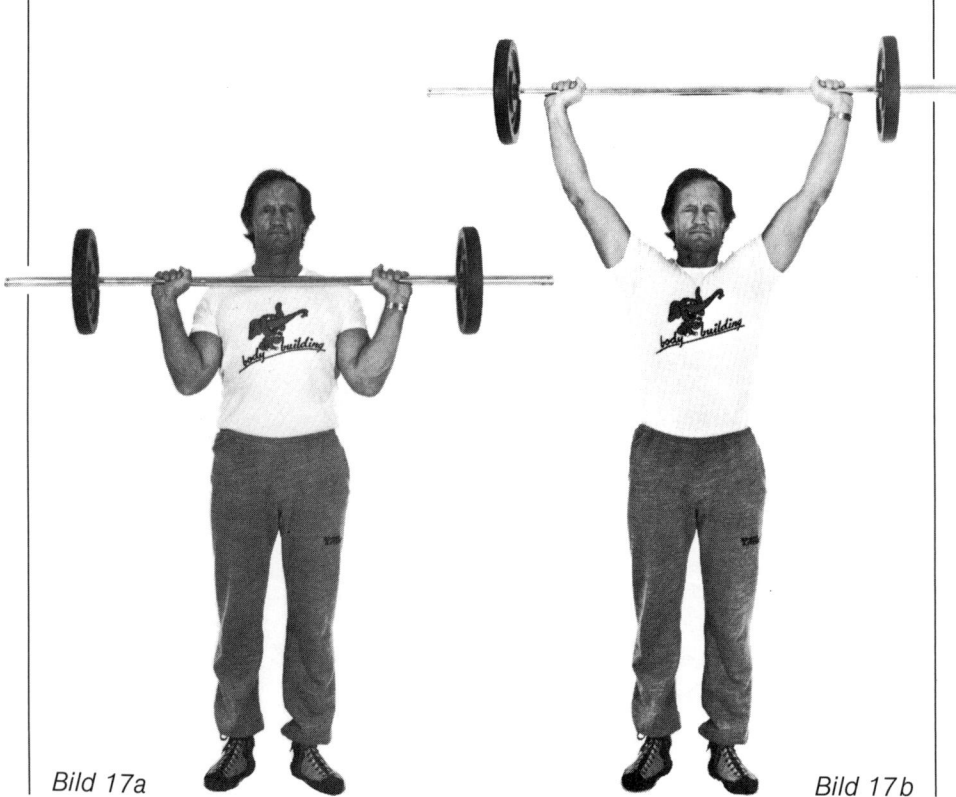

Bild 17a   Bild 17b

9. *Was Sie vermeiden sollten:*
Halten Sie während der Übung den Körper gerade, neigen Sie sich nicht nach hinten.
Tagebucheintragungen bei den Übungen nicht vergessen!

10. *Bemerkungen:*
Sie können bei dieser Übung auch einen breiteren Griff wählen und die Hantel hinter dem Nacken ausdrücken. Sehen Sie sich dazu Abb. 18a und b an.

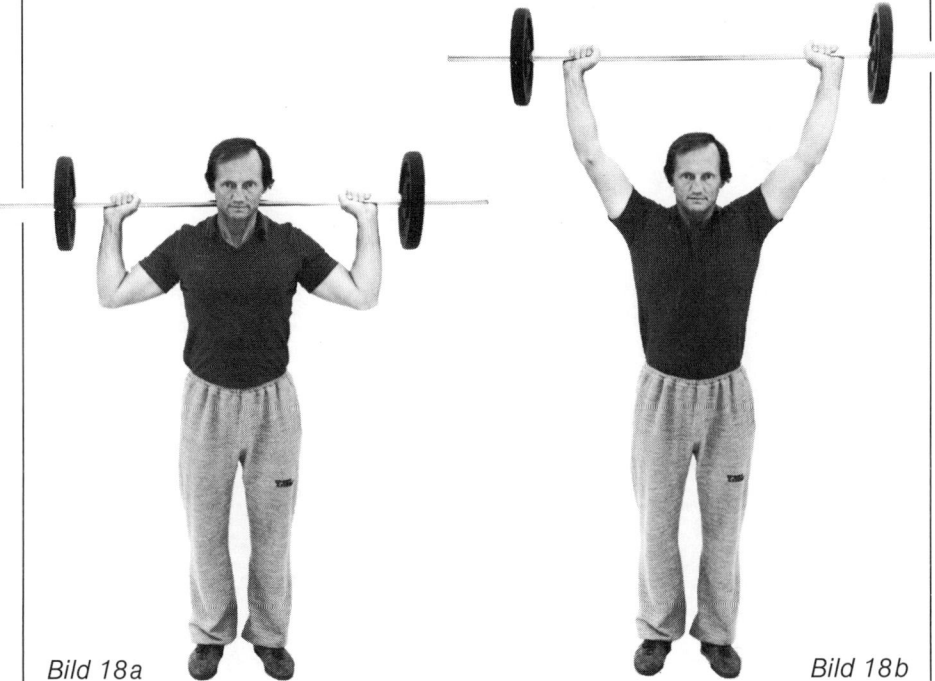

Bild 18a

Bild 18b

Kurzhantel-Seitheben

1. *Sie trainieren den Muskel:*
   Schultermuskel
2. *Mittrainiert werden:*
   Bizeps und Unterarm (leicht)
3. *An Geräten benötigen Sie:*
   2 Kurzhanteln
4. *Gewichtsbelastung:*
   je eine 1¼-kg-Scheibe auf jeder
   Seite der Kurzhantelstangen
5. *Wiederholungszahlen:* 8–12
6. *Anfangsstellung:* Bild 19a
7. *Endstellung:* Bild 19b
8. *Beschreibung der Übung:*
   Dies ist eine der wenigen Übungen, die fast isoliert den Muskel gezielt beanspruchen, ohne Muskelketten einzubeziehen.

Setzen Sie sich hin, und heben Sie die Kurzhanteln seitlich hoch bis zu der Höhe, die Abb. 19b zeigt.
Lassen Sie von dieser Endstellung die Hanteln wieder herab.

9. *Was Sie vermeiden sollten:*
   Lehnen Sie sich nicht zu weit zurück; besser noch ist eine leichte Neigung des Oberkörpers nach vorne. Von Vorteil ist es, die Kurzhantel so zu halten, als wenn Sie »Wasser aus den Hantelstangen ausschütten wollen«. Halten Sie also die Daumenseiten der Hände nach *unten!* Sie erreichen damit, daß die seitliche Partie der Schultern stärker trainiert wird.

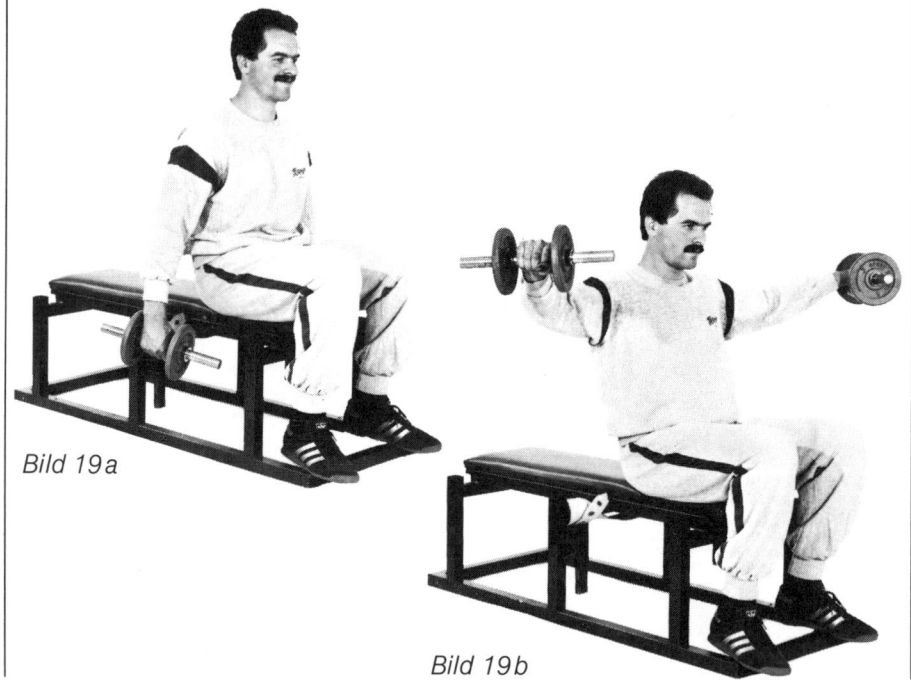

Bild 19a

Bild 19b

Bizepsbeuge
mit Langhantel

1. *Sie trainieren den Muskel:*
   Bizeps
2. *Mittrainiert werden:*
   vorderer Teil der Schultern und
   Unterarme (leicht)
3. *An Geräten benötigen Sie:*
   1 Langhantel
4. *Gewichtsbelastung:*
   je eine 5-kg-Scheibe an jeder
   Seite der Langhantel
5. *Wiederholungszahlen:* 8–12
6. *Anfangsstellung:* Bild 20a
7. *Endstellung:* Bild 20b
8. *Beschreibung der Übung:*
   Stellen Sie sich gerade hin, und
   halten Sie die Langhantel in
   Schulterbreite.
   Nun beugen Sie die Unterarme, so daß das Gewicht nach
   oben geführt wird.
   Abb. 20b zeigt die Fast-Endstellung.
9. *Was Sie vermeiden sollten:*
   Vermeiden Sie, mit dem Oberkörper zu schwingen. Die Unterarme – aber wirklich nur
   diese – sollten das Gewicht
   nach oben heben!

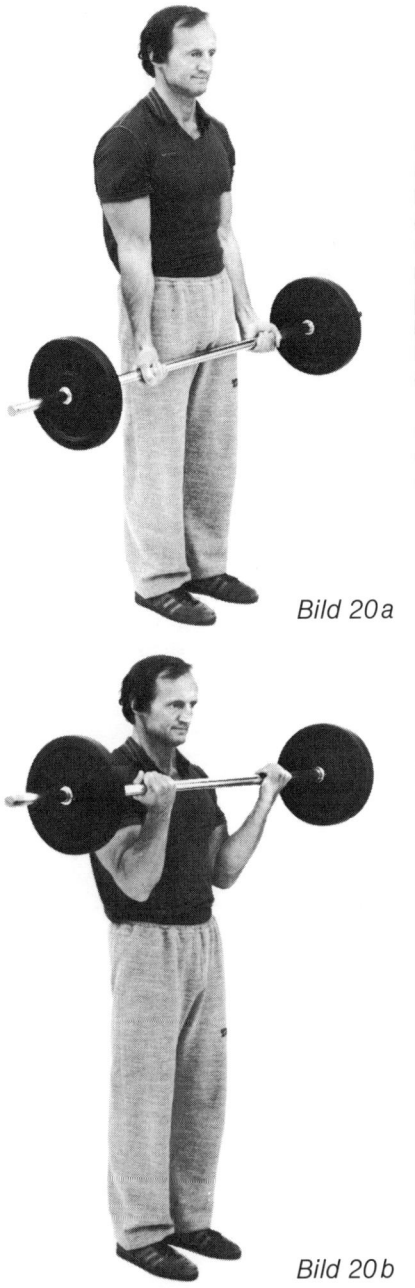

Bild 20a

Bild 20b

61

10. *Bemerkungen:*
    Sie können diese Übung auch mit 2 Kurzhanteln ausführen, indem Sie die beiden Hanteln zusammen nach oben bringen (Abb. 21 a und b) oder abwechselnd anbeugen (Abb. 22 a und b).

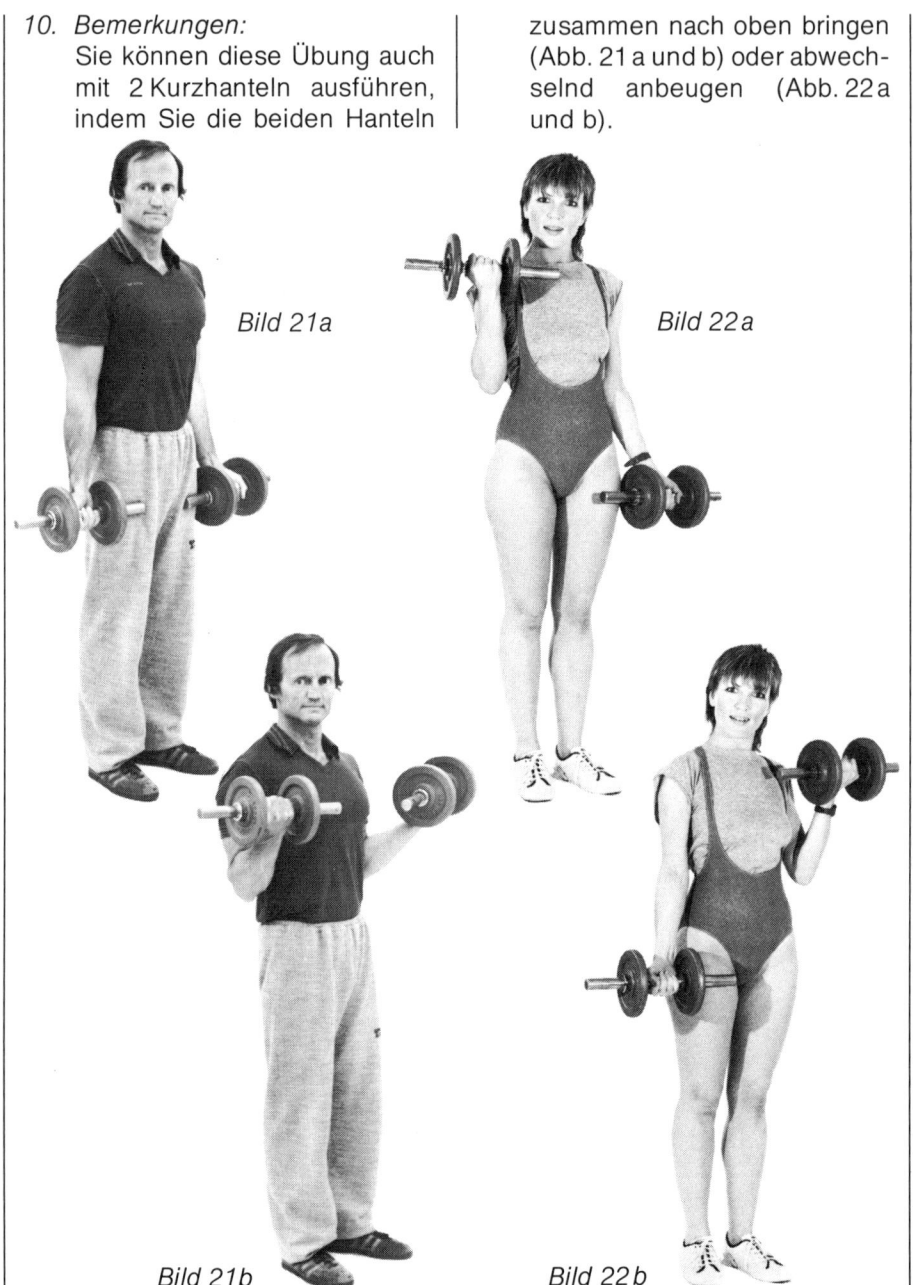

Bild 21a

Bild 22a

Bild 21b

Bild 22b

Kurzhantel-Bizepsbeugen im Sitzen

1. *Sie trainieren den Muskel:*
   Bizeps
2. *Mittrainiert werden:*
   vordere Schulterpartie und Unterarme (leicht)
3. *An Geräten benötigen Sie:*
   1 Trainingsbank mit verstellbarem Rückenteil
   2 Kurzhanteln
4. *Gewichtsbelastung:*
   je eine 1¹/₄-kg-Scheibe auf jeder Seite der Kurzhanteln
5. *Wiederholungszahlen:* 8–12
6. *Anfangsstellung:* Bild 23a
7. *Endstellung:* Bild 23b
8. *Beschreibung der Übung:*
   Setzen Sie sich auf die Übungsbank, und lehnen Sie den Rücken an die steil gestellte Lehne an. In der Startposition sind die Arme fast gestreckt.
   Nun bringen Sie von dieser Position die Kurzhanteln nach oben.
9. *Was Sie vermeiden sollten:*
   Vermeiden Sie Schwingen oder unkorrekte Ausführung.

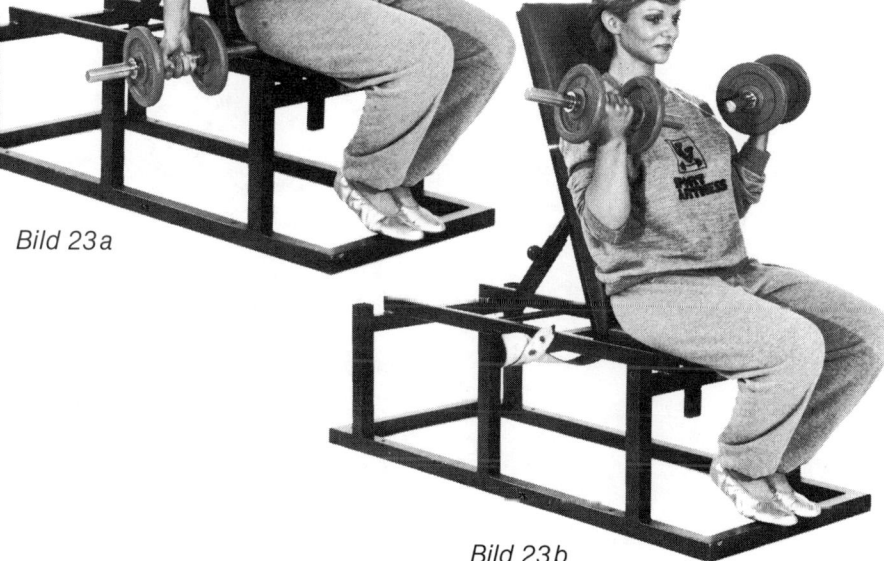

Bild 23a

Bild 23b

63

Langhantel-
Trizepsstrecken

1. *Sie trainieren den Muskel:*
   Trizeps
2. *Mittrainiert werden:*
   keine weiteren Muskeln
3. *An Geräten benötigen Sie:*
   1 Übungsbank mit verstellbarem
   Rückenteil
   1 Langhantel
4. *Gewichtsbelastung:*
   je eine 1¼-kg-Scheibe auf jeder
   Seite der Hantelstange

5. *Wiederholungszahlen:* 8–12
6. *Anfangsstellung:* Bild 24a
7. *Endstellung:* Bild 24b
8. *Beschreibung der Übung:*
   Setzen Sie sich auf eine
   Übungsbank, und lehnen Sie
   den Rücken an das verstellbare
   Rückenteil, das steil hocharre-
   tiert ist.
   Nehmen Sie mit einem engen
   Griff eine Langhantel, und lassen Sie die Stange hinter dem
   Kopf herunter, bis die Stellung
   wie in Abb. 24b erreicht ist.
9. *Was Sie vermeiden sollten:*
   Sie dürfen während der Übung
   den Oberkörper nicht bewegen.
   Achten Sie darauf, daß Sie die
   Stange wirklich weit herunter-
   lassen.

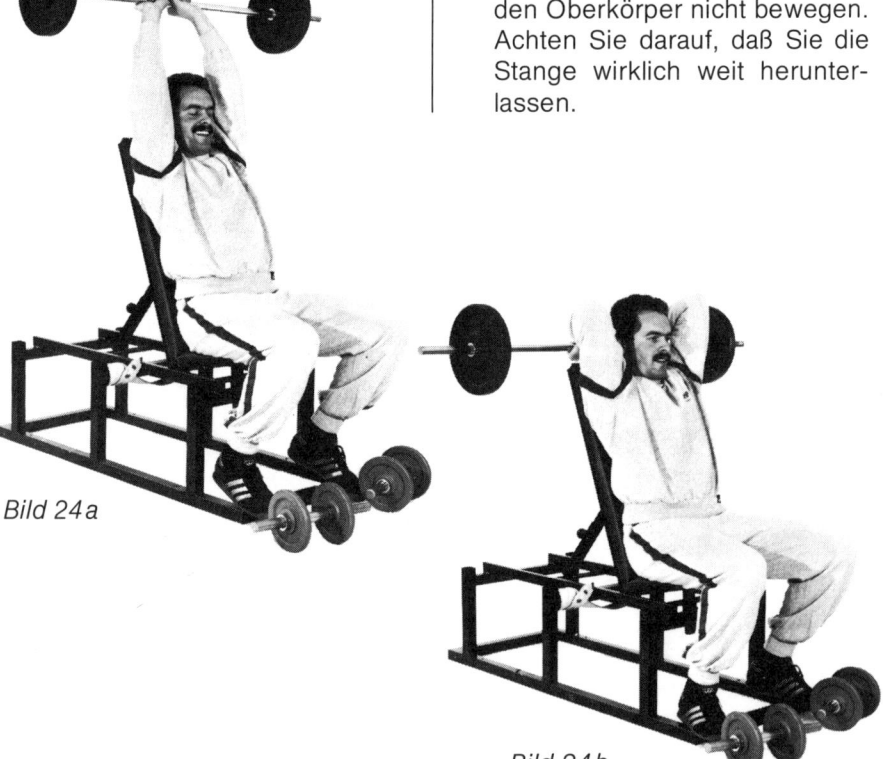

Bild 24a

Bild 24b

Kurzhantel-Trizepsstrecken liegend

1. *Sie trainieren den Muskel:*
   Trizeps
2. *Mittrainiert werden:*
   keine weiteren Muskeln

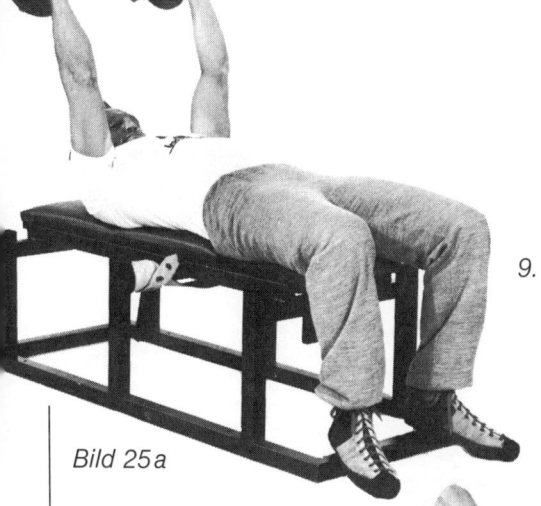

Bild 25a

3. *An Geräten benötigen Sie:*
   1 Übungsbank
   2 Kurzhanteln
4. *Gewichtsbelastung:*
   je eine 1¼-kg-Scheibe auf jeder
   Seite der Kurzhantelstangen
5. *Wiederholungszahlen:* 8–12
6. *Anfangsstellung:* Bild 25a
7. *Endstellung:* Bild 25b
8. *Beschreibung der Übung:*
   Sie liegen auf einer Flachbank
   und halten mit ausgestreckten
   Armen 2 Kurzhanteln, wie
   Abb. 25a zeigt.
   Nun lassen Sie die Hanteln herunter, und zwar so weit, wie Sie
   können.
   Von dort aus drücken Sie die
   Hanteln wieder nach oben.
9. *Was Sie vermeiden sollten:*
   Vermeiden Sie, nur halbe Be-
   wegungen auszuführen. Nutzen
   Sie den gesamten realisierbaren
   Bewegungsablauf.

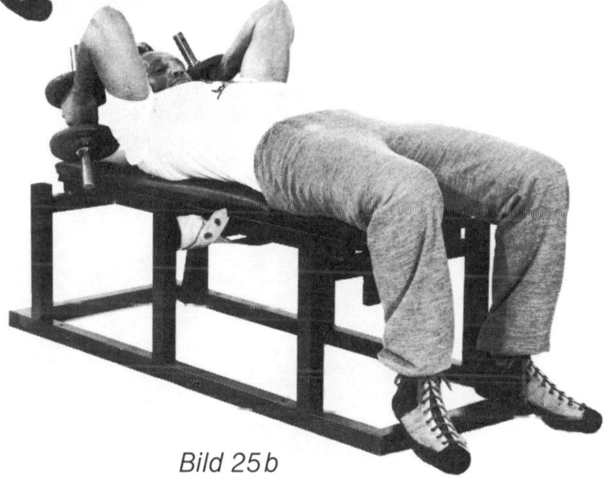

Bild 25b

Handgelenkbeuge, Handfläche nach unten

1. *Sie trainieren den Muskel:*
   Unterarmmuskeln (Extensoren)
2. *Mittrainiert werden:*
   keine weiteren Muskeln
3. *An Geräten benötigen Sie:*
   1 Sitzgelegenheit
   1 Langhantel
4. *Gewichtsbelastung:*
   je eine 1¼-kg-Scheibe auf jeder Seite der Hantelstange
5. *Wiederholungszahlen:* 10–20
6. *Anfangsstellung:* Bild 26
7. *Endstellung:* Bild 26
8. *Beschreibung der Übung:*
   Bei dieser Übung werden die Unterarme trainiert.

Legen Sie die Unterarme auf die Oberschenkel, fassen Sie die Langhantel mit einem engeren Griff, und bewegen Sie die Handgelenke.
Beugen Sie die Hände so weit wie möglich nach oben, und lassen Sie dann die Hantelstange langsam wieder ab.
Wiederholen Sie.

9. *Was Sie vermeiden sollten:*
   Halten Sie während der Übung die Unterarme ganz ruhig auf den Oberschenkeln. »Würgen« Sie die Hantelstange nicht nach oben.

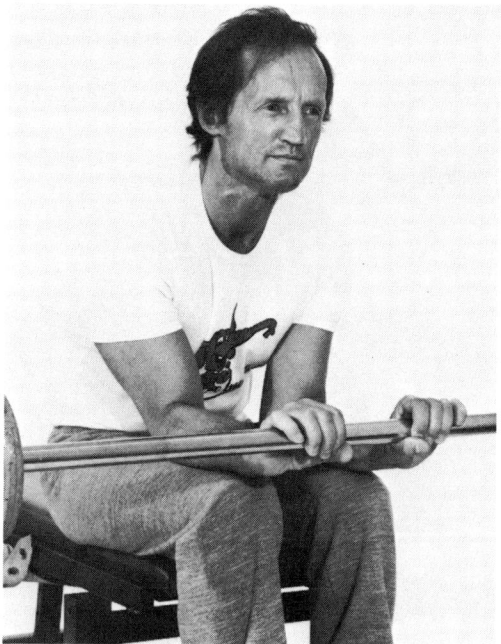

Bild 26

Handgelenkbeuge,
Handfläche nach oben

1. *Sie trainieren den Muskel:*
   Unterarmmuskeln (Flexoren)
2. *Mittrainiert werden:*
   keine weiteren Muskeln
3. *An Geräten benötigen Sie:*
   1 Übungsbank
   1 Langhantel
4. *Gewichtsbelastung:*
   je eine 5-kg-Scheibe auf jeder
   Seite der Hantelstange
5. *Wiederholungszahlen:* 10–15
6. *Anfangsstellung:* Bild 27
7. *Endstellung:* Bild 27

8. *Beschreibung der Übung:*
   Wie aus der Abbildung ersicht-
   lich, legen Sie diesmal die Un-
   terarme auf das Liegepolster der
   Übungsbank und greifen mit en-
   gem Griff die Langhantelstange
   (Handinnenfläche nach oben).
   Nun beugen Sie die Hände im
   Handgelenk so weit, bis die Han-
   tel oben ist.
   Lassen Sie das Gewicht wieder
   ab.
   Wiederholen Sie.
9. *Was Sie vermeiden sollten:*
   Achten Sie darauf, daß Sie die
   Bewegungen nicht »halbherzig«
   ausführen.

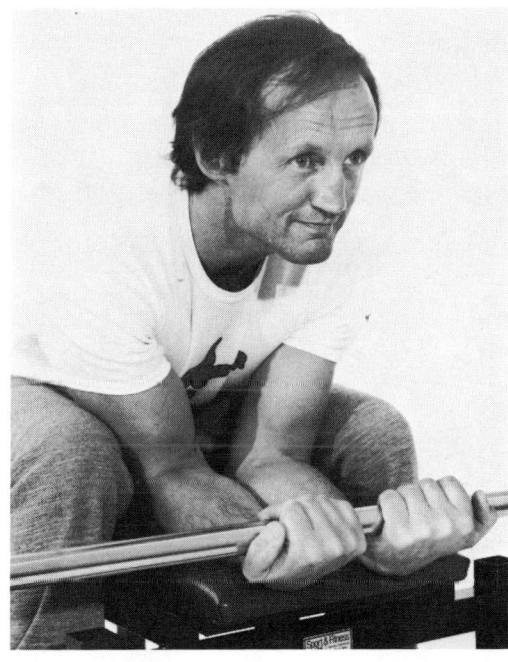

Bild 27

Beinheben in Stützstellung

1. *Sie trainieren den Muskel:*
   gerade Bauchmuskeln
2. *Mittrainiert werden:*
   Schenkelanzieher
3. *An Geräten benötigen Sie:*
   1 Barrenstützvorrichtung
4. *Gewichtsbelastung:*
   kein Gewicht; später evtl. Eisenschuhe
5. *Wiederholungszahlen:* bis 15
6. *Anfangsstellung:* Bild 28 a
7. *Endstellung:* Bild 28 b

8. *Beschreibung der Übung:*
   Stützen Sie sich in die Barrenvorrichtung. Von der Anfangsstellung aus, bei der die Beine gestreckt sind, heben Sie die Beine *langsam* an, bis diese waagerecht sind.
   Halten Sie diese Position (Abb. 28 b) 1 oder 2 Sekunden, und lassen Sie dann die Beine wieder herunter.
9. *Was Sie vermeiden sollten:*
   Es dürfen weder die Beine schwingen, noch darf der gesamte Körper schaukeln.

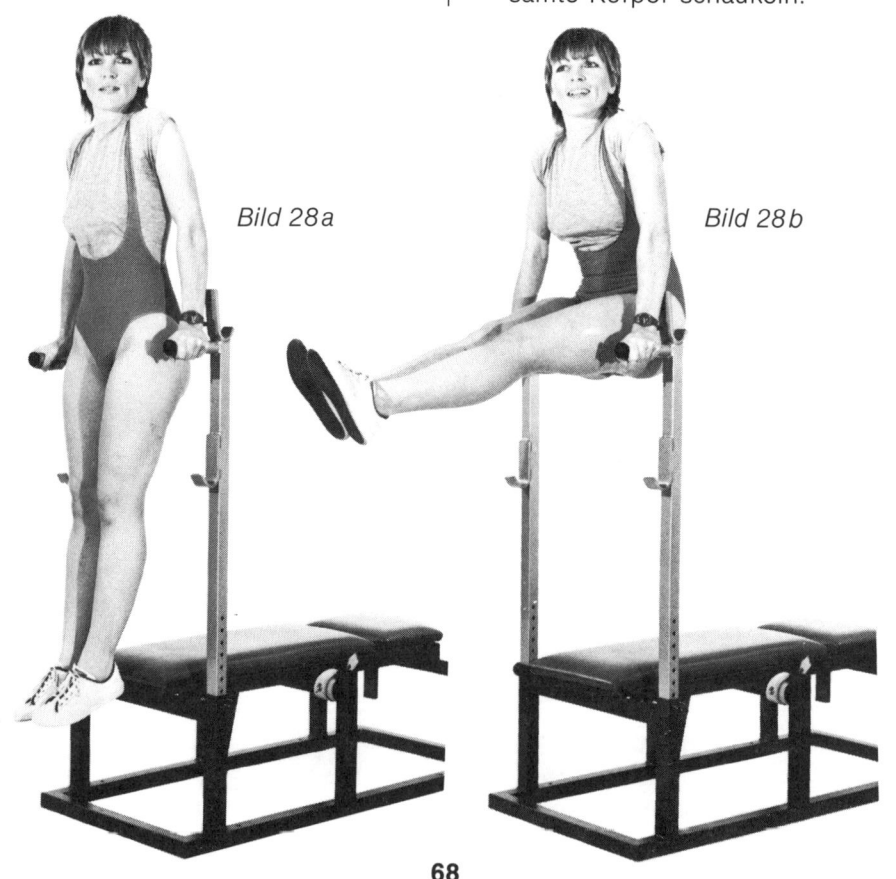

Bild 28 a

Bild 28 b

Aufsitzen

1. *Sie trainieren den Muskel:*
   gerader Bauchmuskel
2. *Mittrainiert werden:*
   Schenkelanzieher
3. *An Geräten benötigen Sie:*
   1 verstellbares Bauchbrett
4. *Gewichtsbelastung:*
   keine; später evtl. Hantel-scheibe auf der Brust oder hinter dem Nacken halten

5. *Wiederholungszahlen:* bis 15
6. *Anfangsstellung:* Bild 29 a
7. *Endstellung:* Bild 29 b
8. *Beschreibung der Übung:*
   Wie die Abbildungen zeigen, klemmen Sie die Füße unter die Halterung. Halten Sie auf *keinen* Fall die Beine gestreckt (wichtig!).
   Nun richten Sie den Oberkörper auf, bis dieser fast waagerecht ist.
   Lassen Sie dann den Oberkörper wieder herunter.
   Versuchen Sie, den Rücken Wirbel für Wirbel abzurollen.

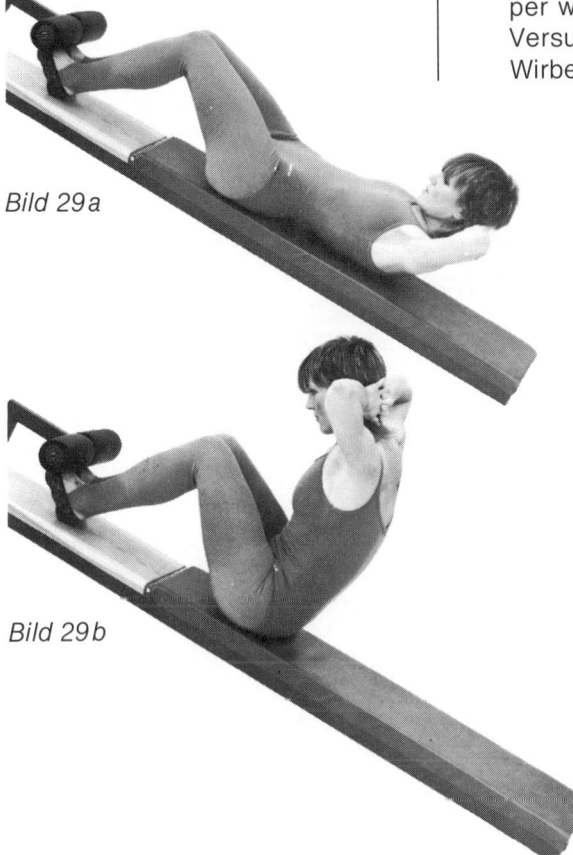

Bild 29 a

Bild 29 b

Gehen Sie nicht so weit herunter, bis der ganze Körper aufliegt, sondern so weit, wie Abb. 29a zeigt.

9. *Was Sie vermeiden sollten:*
Wichtig: Nicht ruckartig bewegen, nicht schnell bewegen! Schnelle Bewegungen zaubern den Bauch nicht weg!

Beine unbedingt »geknickt« halten, sonst zu starke Wirbelsäulenbelastung!

10. *Bemerkungen:*
Die gleiche Übung können Sie auch mit gekreuzten Beinen ausführen (Abb. 30a Anfangsstellung, Abb. 30b Endstellung). Sie trainieren so die seitlichen Bauchmuskeln.

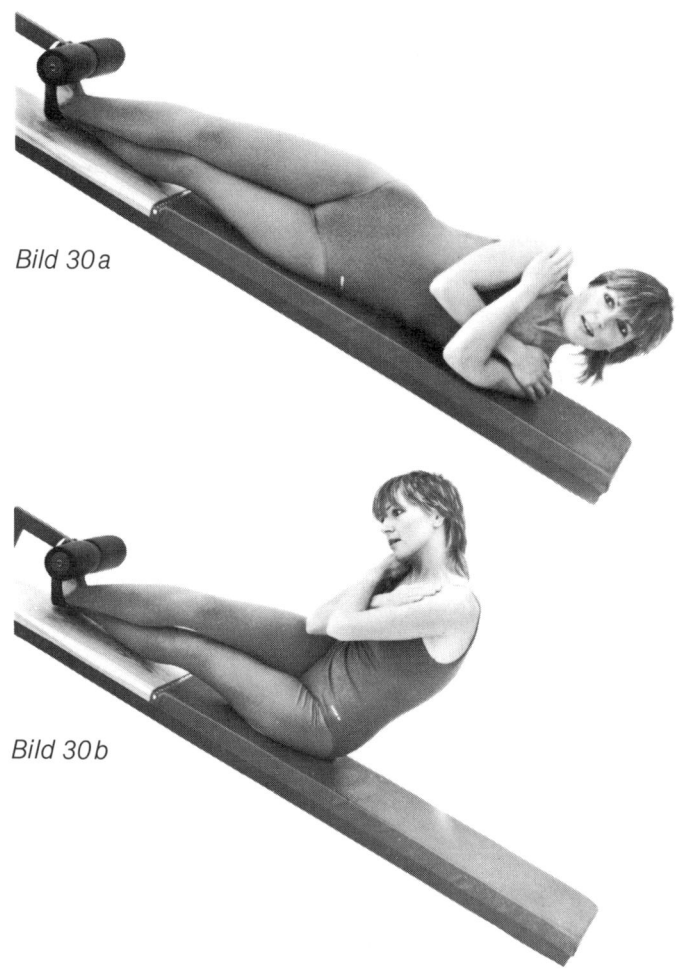

Bild 30a

Bild 30b

70

Oberkörper-Seitbeuge mit Kurzhantel

1. *Sie trainieren den Muskel:*
   seitlicher Bauchmuskel
2. *Mittrainiert werden:*
   keine weiteren Muskeln
3. *An Geräten benötigen Sie:*
   1 Kurzhantel
4. *Gewichtsbelastung:*
   je eine 2¹/₂-kg-Scheibe auf jeder
   Seite der Kurzhantel
5. *Wiederholungszahlen:* 10–15
6. *Anfangsstellung:* Bild 31 a
7. *Endstellung:* Bild 31 b
8. *Beschreibung der Übung:*
   Stehen Sie gerade, und halten
   Sie eine Kurzhantel in einer
   Hand.
   Nun neigen Sie den Oberkörper
   in den Hüften zur Seite und
   gehen so weit herunter (langsam), wie es Ihnen möglich ist.
   Richten Sie sich wieder auf.
   Nach der erreichten Wiederholungszahl gehen Sie zur anderen Seite über.
9. *Was Sie vermeiden sollten:*
   Neigen Sie sich wirklich zur
   Seite und nicht nach vorne.
   Machen Sie die Bewegungen
   korrekt und ohne Rucken; so
   zahlt sich das Training am ehe-
   sten für Sie aus!

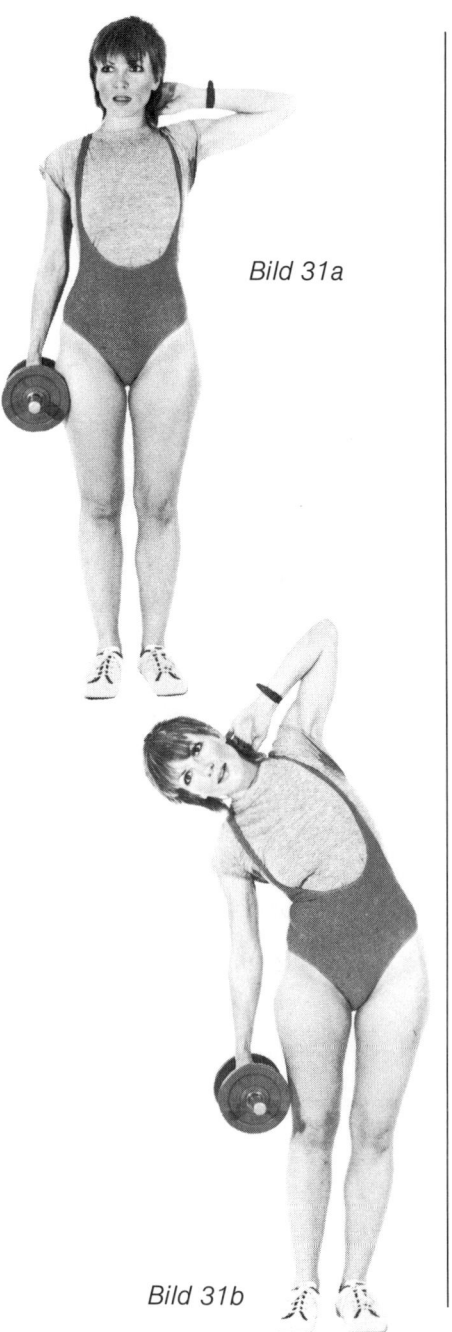

Bild 31a

Bild 31b

71

B. Training mit Maschinen

Beinpressen

1. *Sie trainieren den Muskel:*
   vierköpfiger Schenkelmuskel
2. *Mittrainiert werden:*
   großer Gesäßmuskel und Waden
3. *An Geräten benötigen Sie:*
   Beinpreßmaschine
4. *Gewichtsbelastung:*
   Beim Maschinentraining können keine Gewichtsangaben gemacht werden, da von Marke zu Marke der Geräte die Übersetzungen oder Untersetzungen verschieden sind.
5. *Wiederholungszahlen:*
   Sie müssen sich an die Wiederholungszahlen 8–15 (bis maximal 20) »herantasten«.
6. *Anfangsstellung:* Bild 32 a
7. *Endstellung:* Bild 32 b
8. *Beschreibung der Übung:*
   Setzen Sie sich in die Maschine, und plazieren Sie die Füße auf die Fußplatten.
   Nun drücken Sie die Beine durch und lassen sie dann wieder zurück.
9. *Was Sie vermeiden sollten:*
   Beine nicht ganz durchdrücken! Wenn Sie zurückgehen, dann nicht so weit, daß die Gewichtsplatten wieder aufliegen. Kurz vor dem Aufliegen wieder neu mit der nächsten Wiederholung beginnen!

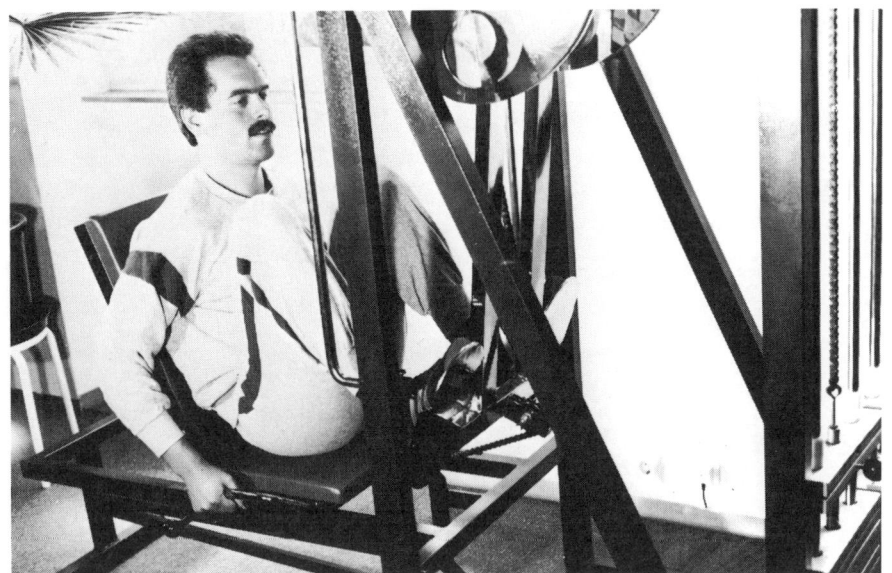

Bild 32 a

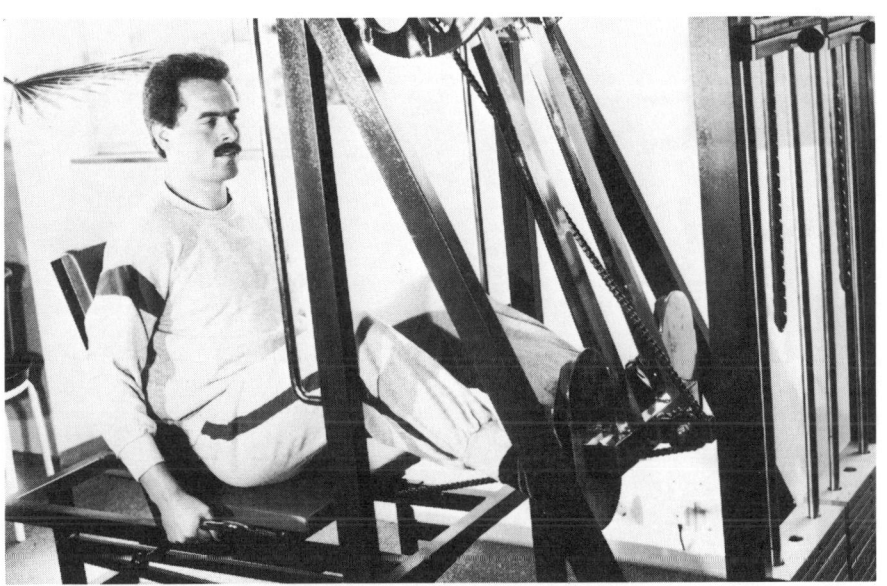

Bild 32 b

73

Beinstrecken

1. *Sie trainieren den Muskel:*
vierköpfiger Schenkelmuskel

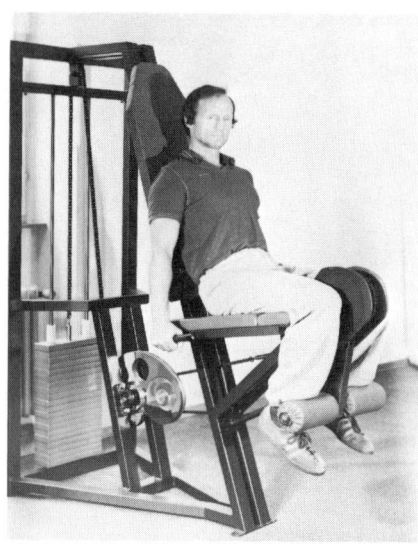

Bild 33 a

2. *Mittrainiert werden:*
keine weiteren Muskeln
3. *An Geräten benötigen Sie:*
Beinstreckmaschine
4. *Gewichtsbelastung:* –
5. *Wiederholungszahlen:*
8–12 (bis 15)
6. *Anfangsstellung:* Bild 33 a
7. *Endstellung:* Bild 33 b
8. *Beschreibung der Übung:*
Setzen Sie sich auf das Sitzpolster, und plazieren Sie Ihre unteren, vorderen Schienbeine vor die Polsterrollen.
Nun strecken Sie die Beine, bis Sie die Stellung wie in Abb. 33 b erreicht haben.
9. *Was Sie vermeiden sollten:*
Für *alle* Maschinenübungen gilt: *nicht* ruckartig trainieren, nicht »abfälschen«, nicht »schwingen«, nicht die Bewegungen abfangen!
Tagebucheintragungen nicht vergessen!

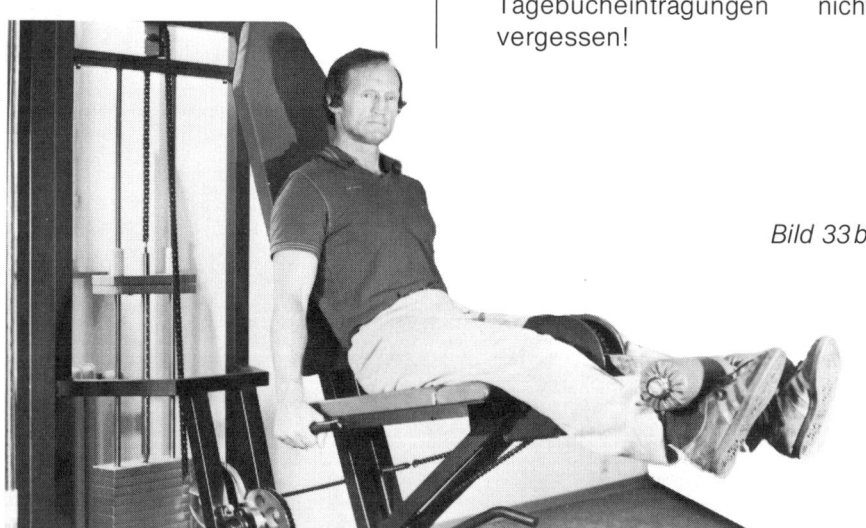

Bild 33 b

Beinbeuge

1. *Sie trainieren den Muskel:*
   Schenkelbeuger
2. *Mittrainiert werden:*
   großer Gesäßmuskel (leicht)
3. *An Geräten benötigen Sie:*
   »Beincurl«-Maschine
4. *Gewichtsbelastung:* −
5. *Wiederholungszahlen:* 8−12
6. *Anfangsstellung:* Bild 34 a
7. *Endstellung:* Bild 34 b
8. *Beschreibung der Übung:*
   Legen Sie sich auf das Polster,
   und plazieren Sie Ihre unteren
   Waden unter die Polsterrollen.
   Nun beugen Sie die Beine im
   Kniegelenk und ziehen die Polster dem großen Gesäßmuskel
   entgegen.
   In der Fast-Endstellung können
   Sie das Gesäß etwas anheben,
   um den Bewegungsradius zu
   vergrößern.
9. *Was Sie vermeiden sollten:*
   ruckartiges Anschwingen der
   Beine

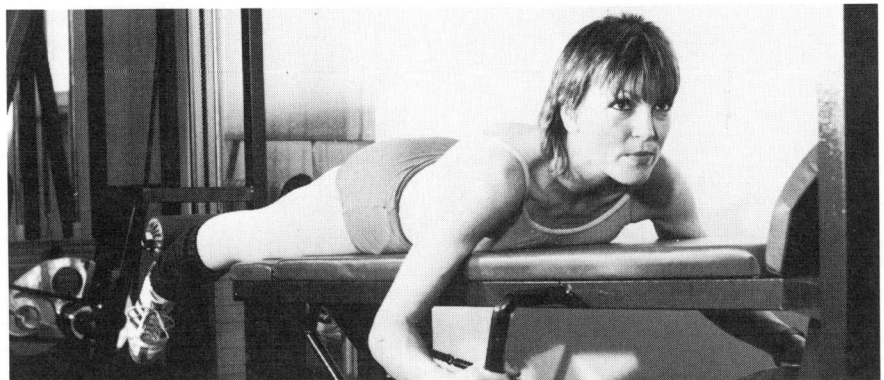

Bild 34 a

Bild 34 b

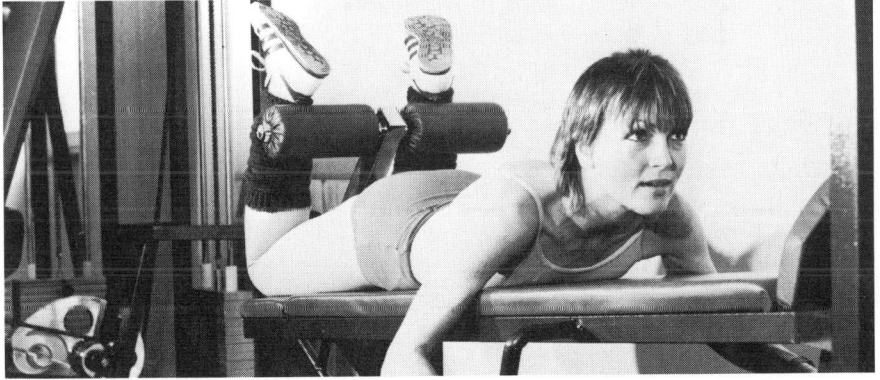

Wadenheben

1. *Sie trainieren den Muskel:*
   Wadenmuskeln
2. *Mittrainiert werden:*
   keine weiteren Muskeln
3. *An Geräten benötigen Sie:*
   Wadenmaschine
4. *Gewichtsbelastung: –*
5. *Wiederholungszahlen:* bis 15
6. *Anfangsstellung: –*
7. *Endstellung:* Bild 35
8. *Beschreibung der Übung:*
   Stellen Sie sich so in die Wadenmaschine, wie es Abb. 34
   zeigt.
   Heben Sie sich mit der Kraft der
   Wadenmuskeln nach oben, und
   lassen Sie sich wieder herab.
9. *Was Sie vermeiden sollten:*
   Vermeiden Sie halbe Bewegungen, nutzen Sie den gesamten
   Bewegungsablauf! Strecken Sie
   den Fuß in der oberen Stellung
   ganz aus, und lassen Sie sich so
   weit herab wie möglich.
   Gute Dehnungsübung für die
   Fußgelenke!

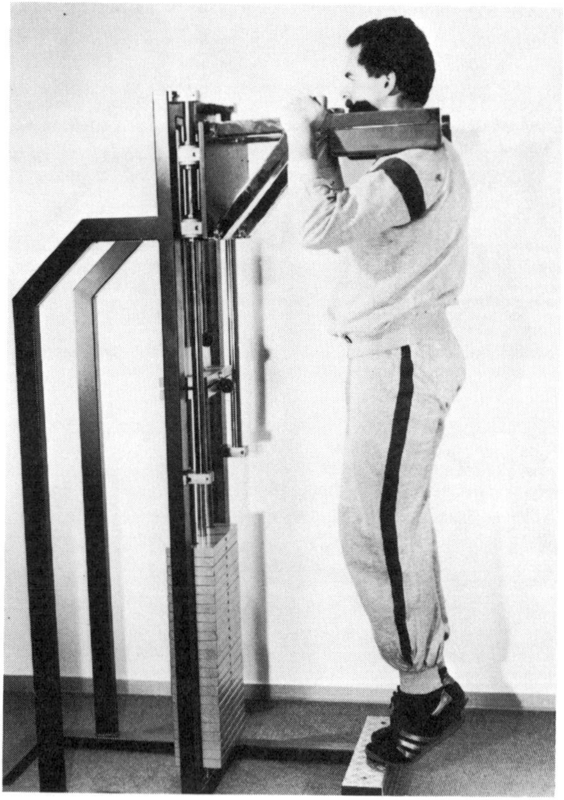

Bild 35

76

Überzug-Klimmzug-Ruderübung

1. *Sie trainieren den Muskel:*
   großer Rückenmuskel
2. *Mittrainiert werden:*
   hinterer Schultermuskel
3. *An Geräten benötigen Sie:*
   »Pull-Over-Maschine«
4. *Gewichtsbelastung:* –
5. *Wiederholungszahlen:* 2–12
   (bis maximal 15)
6. *Anfangsstellung:* Bild 36 a
7. *Endstellung:* Bild 36 b
8. *Beschreibung der Übung:*
   Setzen Sie sich in die Maschine, und plazieren Sie die Ellbogen hinter die Ellbogenpolster. Gute Maschinen haben eine Vorrichtung, die durch Fußhebelbewegung den Einstieg erleichtert. Nun betätigen Sie die Arme, indem Sie die Ellbogen gegen die Polster nach vorne bewegen. Nutzen Sie den gesamten Bewegungsbereich, auch wenn Sie wieder zurückgehen. Gute Dehnungsübung!
9. *Was Sie vermeiden sollten:*
   Sie dürfen sich nicht krampfhaft mit den Händen an den Hebeln festhalten!
   Sie sollen lediglich mit den Ellbogen »drücken«!
   Bei allen Maschinenübungen sollten Sie es vermeiden, die Griffe zu fest zu drücken oder krampfhaft das Gesicht zu verziehen, um »die letzte Wiederholung herauszuholen«.
   So läßt sich verhindern, daß während der Übung der Blutdruck zu hoch schnellt.

Bild 36 a

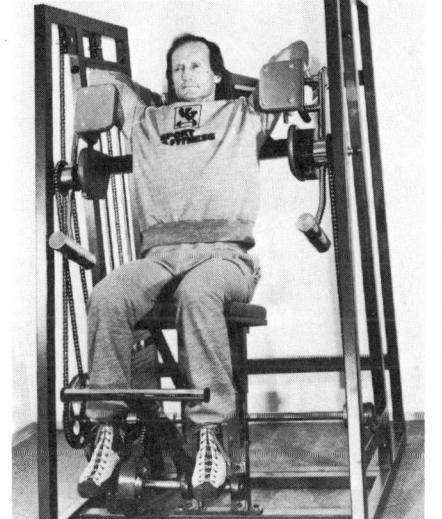

Bild 36 b

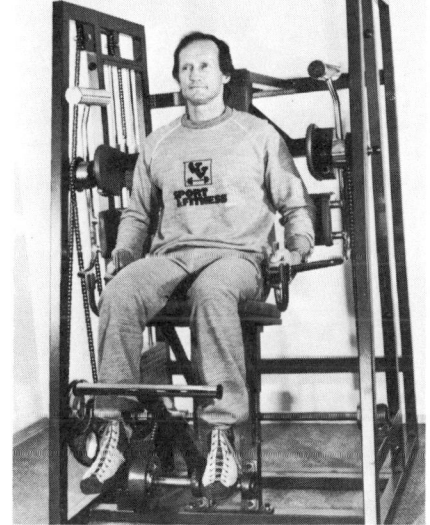

77

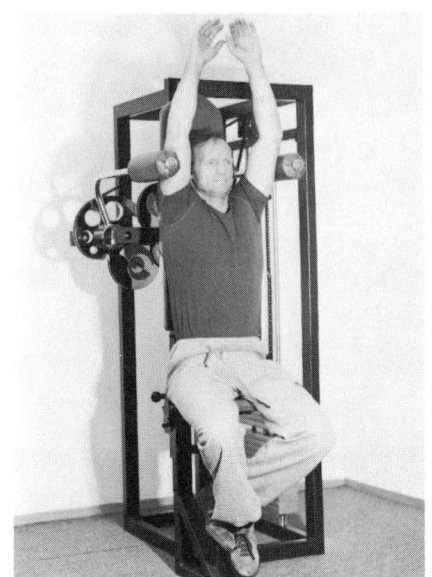

Bild 37a

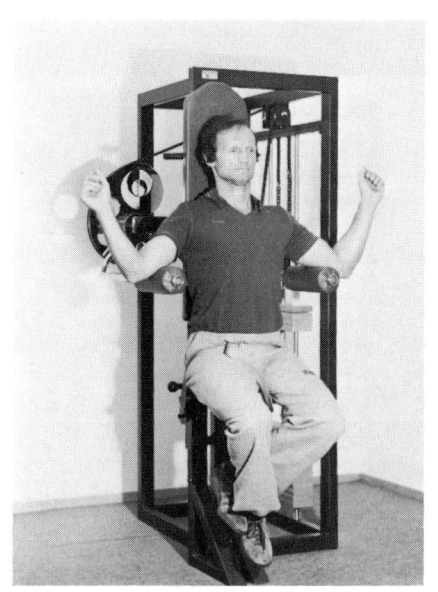

Bild 37b

»Klimmzug«-
Maschinenübung

1. *Sie trainieren den Muskel:*
   großer Rückenmuskel
2. *Mittrainiert werden:*
   keine weiteren Muskeln
3. *An Geräten benötigen Sie:*
   »Behind-Neck-Maschine«
4. *Gewichtsbelastung: –*
5. *Wiederholungszahlen:* 8–12
6. *Anfangsstellung:* Bild 37a
7. *Endstellung:* Bild 37b
8. *Beschreibung der Übung:*
   Von der Startstellung (Abb. 37a)
   bewegen Sie die beiden Polsterrollen mit den Rückseiten der
   Oberarme nach unten. Dies ist
   eine Klimmzugbewegung unter
   Ausschaltung der schwachen
   Muskelkettenglieder Unterarme
   und Bizeps.
   Wenn Sie bei der Stellung der
   Abb. 37b angelangt sind, gehen
   Sie wieder in die Anfangsstellung zurück.
9. *Was Sie vermeiden sollten:*
   Vermeiden Sie es, die Unterarme nach vorne zu bewegen.
   Die Hände sollten immer hinten
   liegen, in einer Linie mit dem
   Oberkörper. Ansonsten über-
   tragen Sie die Belastung auf die
   Brustmuskulatur.

Brustübung

1. *Sie trainieren den Muskel:*
   großer Brustmuskel
2. *Mittrainiert werden:*
   keine weiteren Muskeln
3. *An Geräten benötigen Sie:*
   »Butterfly«-Maschine
4. *Gewichtsbelastung:* –
5. *Wiederholungszahlen:* 8–12
6. *Anfangsstellung:* Bild 38 a
7. *Endstellung:* Bild 38 b
8. *Beschreibung der Übung:*
   Aus der Position der Abb. 38 a
   drücken Sie die beiden Polsterrollen mit den Ellbogen ganz zusammen, und lassen sie dann
   wieder zurück.
9. *Was Sie vermeiden sollten:*
   Drücken Sie nicht mit den Händen, sondern mit den Armen!
   Setzen Sie sich ganz zurück,
   und lehnen Sie den Kopf an.
   Diese Stellung des Oberkörpers
   während der Übung nicht ver-
   ändern!

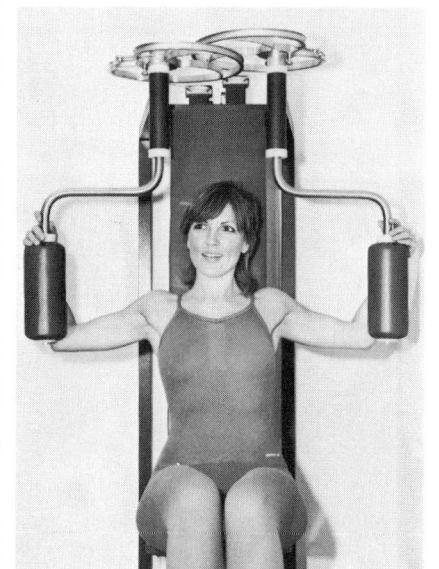

Bild 38 a

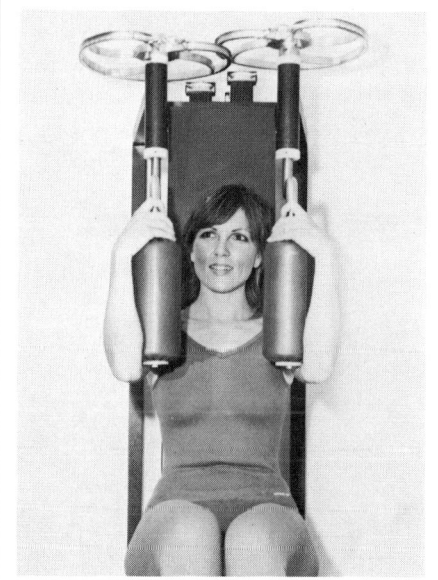

Bild 38 b

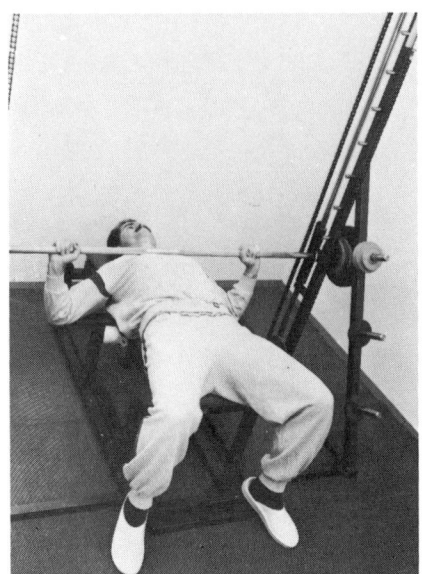

Bild 39a

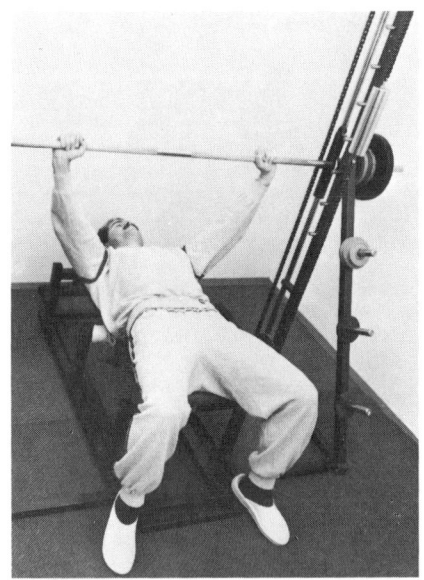

Bild 39b

Maschinen-Bankdrücken

1. *Sie trainieren den Muskel:*
   Brustmuskel
2. *Mittrainiert werden:*
   vorderer Schultermuskel und Trizeps
3. *An Geräten benötigen Sie:*
   »Multi-Press«-Maschine
4. *Gewichtsbelastung:*
   an jeder Seite der Stange eine 5-kg-Scheibe
5. *Wiederholungszahlen:* 8–12
6. *Anfangsstellung:* Bild 39a
7. *Endstellung:* Bild 39b
8. *Beschreibung der Übung:*
   Legen Sie sich auf eine Übungsbank, die unter der Stange der Maschine plaziert ist. Fassen Sie die Stange mit einer Griffbreite, die Sie aus den Abbildungen ersehen.

Rasten Sie die Stange durch eine Drehbewegung aus, und beginnen Sie mit der Übung, indem Sie die Stange nach oben drücken.

Lassen Sie wieder ab, und wiederholen Sie.

9. *Was Sie vermeiden sollten:*
Plazieren Sie die Bank so unter die Maschine, daß die Stange in der unteren Stellung sich dem Hals nähert.

Halten Sie während der Übung die Ellbogen nach hinten.

10. *Bemerkungen:*
Sie können die Übung auch als Alternative oder zur Abwechslung mit einer schräggestellten Rückenlehne ausführen. Die Belastung erfolgt dann mehr zugunsten des oberen Brustmuskelbereiches (Abb. 40a und b).

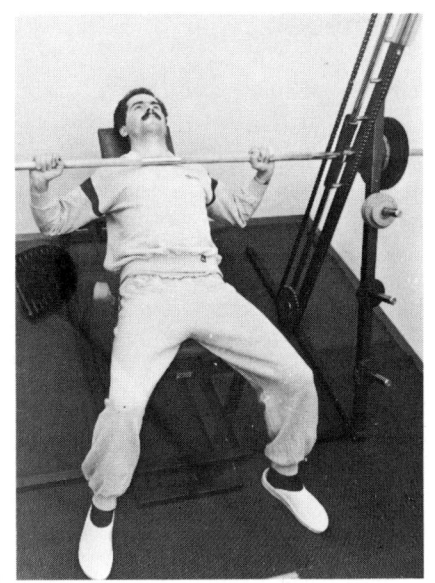

Bild 40a

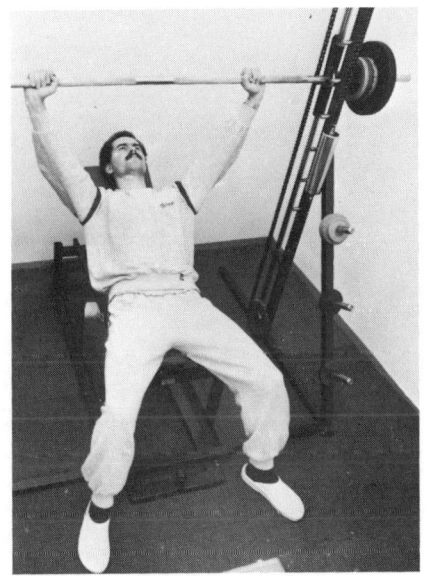

Bild 40b

Seitheben

1. *Sie trainieren den Muskel:*
   Schultermuskel
2. *Mittrainiert werden:*
   keine weiteren Muskeln
3. *An Geräten benötigen Sie:*
   Schultermaschine
4. *Gewichtsbelastung:* −
5. *Wiederholungszahlen:* 8–12
6. *Anfangsstellung: Bild 41 a*
7. *Endstellung:* Bild 41 b
8. *Beschreibung der Übung:*
   Wie aus den Abbildungen ersichtlich, drücken Sie mit den
   Unterarmen die Hebel der Maschine seitlich nach oben und
   lassen sie dann wieder herab.
9. *Was Sie vermeiden sollten:*
   Fassen Sie nicht krampfhaft die
   Griffe, und reißen Sie nicht ruckartig die Hebel nach oben!

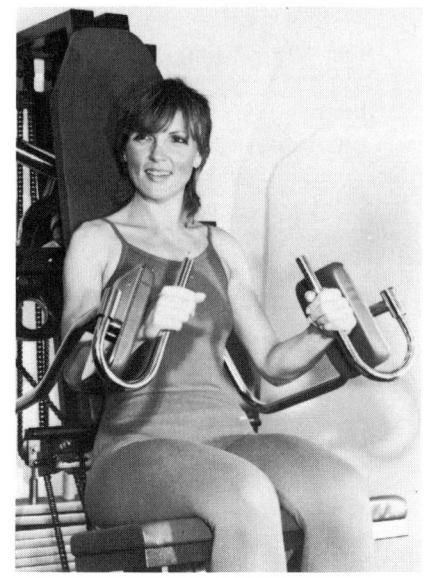

Bild 41a

Bild 41b

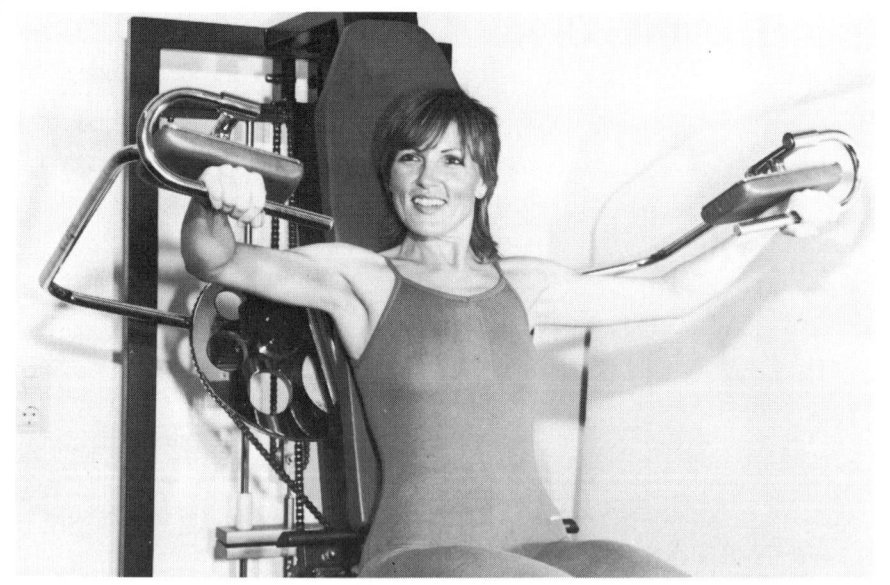

Bizepsbeuge

1. *Sie trainieren den Muskel:*
   Bizeps
2. *Mittrainiert werden:*
   Unterarme
3. *An Geräten benötigen Sie:*
   Bizeps-»Curl«-Maschine

4. *Gewichtsbelastung: –*
5. *Wiederholungszahlen:* 8–12
6. *Anfangsstellung:* Bild 42 a
7. *Endstellung:* Bild 42 b
8. *Beschreibung der Übung:*
   Ziehen Sie die beiden Hebel mit der Kraft des Bizeps nach hinten, wie die Abbildungen deutlich zeigen.

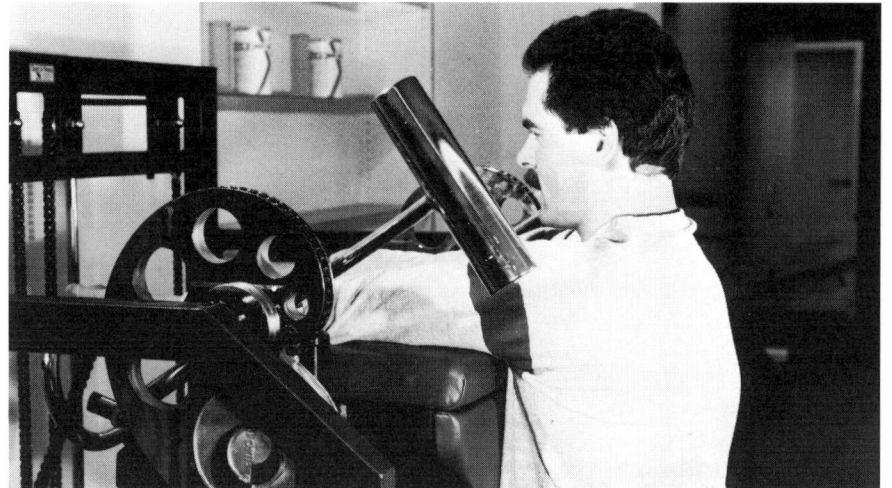

Bild 42 a

Bild 42 b

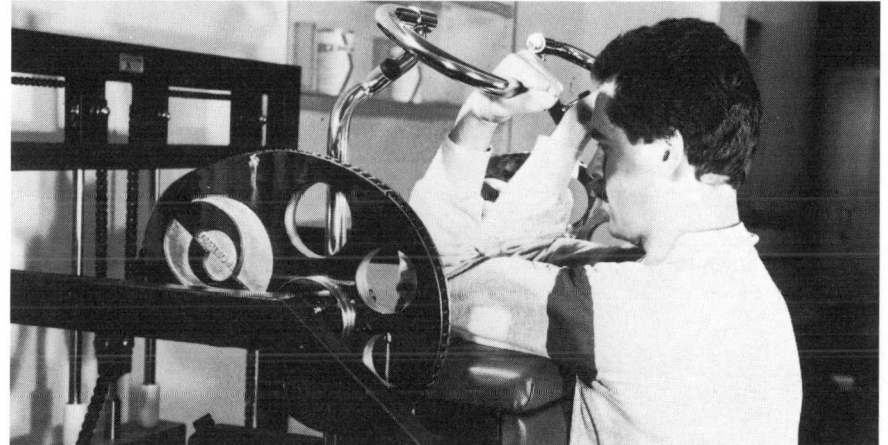

9. *Was Sie vermeiden sollten:*
   Benutzen Sie zur Unterstützung dieser Bewegung *nicht* weitere Muskeln oder aber das Gewicht des Körpers zum »Schwung«!

10. *Bemerkungen:*
    Sie können diese Übung auch mit umgekehrtem Griff ausführen und trainieren so verstärkt die Unterarme (Abb. 43).

Bild 43

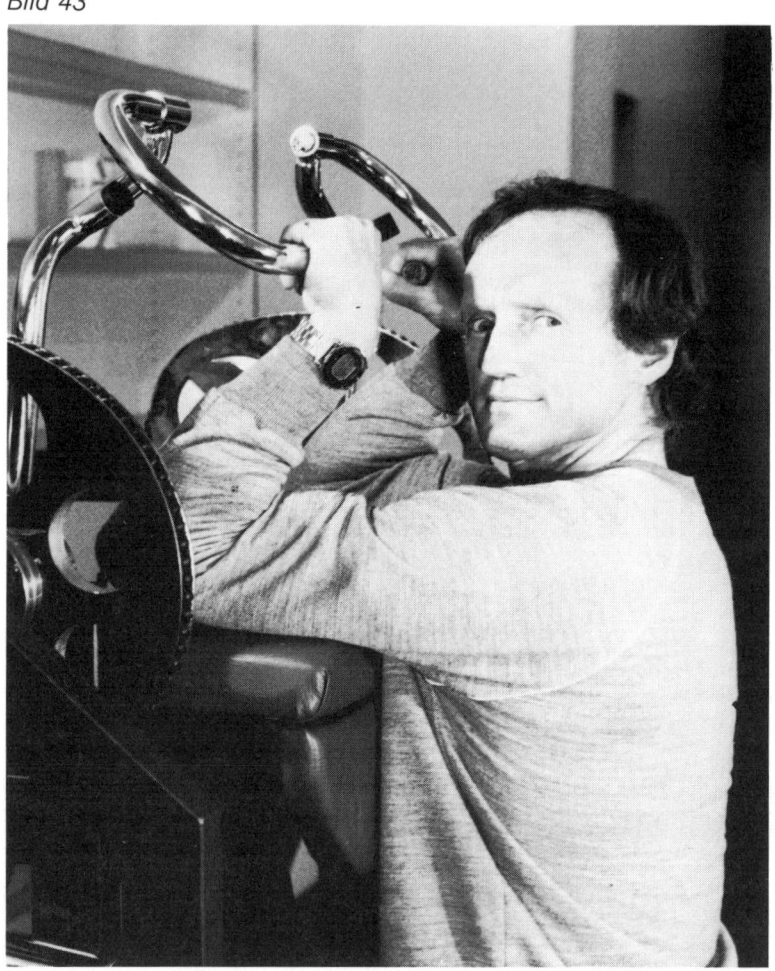

84

Seitheben

1. *Sie trainieren den Muskel:*
   seitlicher Bauchmuskel
2. *Mittrainiert werden:*
   Unterarme und Trapezius
3. *An Geräten benötigen Sie:*
   Multipress-Maschine
4. *Gewichtsbelastung:*
   je eine 2¹/₂-kg-Scheibe auf jeder Seite der Maschinenhantelstange
5. *Wiederholungszahlen:* bis 15
6. *Anfangsstellung:* Bild 44 a
7. *Endstellung:* Bild 44 b
8. *Beschreibung der Übung:*
   Stellen Sie sich auf eine Bank, und fassen Sie mit einer Hand die Stange, wie aus den Abbildungen ersichtlich.
   Nun beugen Sie den Oberkörper in der Hüfte zur Seite, und zwar so weit wie möglich.
   Beugen Sie sich wieder zurück; auch hier gehen Sie so weit wie möglich hinüber.
   Sie erzielen mit dieser Übung im Unterschied zur entsprechenden Hantelübung eine kontinuierliche Belastung auf den Muskel.
   Wechseln Sie nach erreichter Wiederholungszahl zur anderen Seite über.
9. *Was Sie vermeiden sollten:*
   Neigen Sie den Oberkörper wirklich zur Seite, nicht mit Tendenz nach vorne!

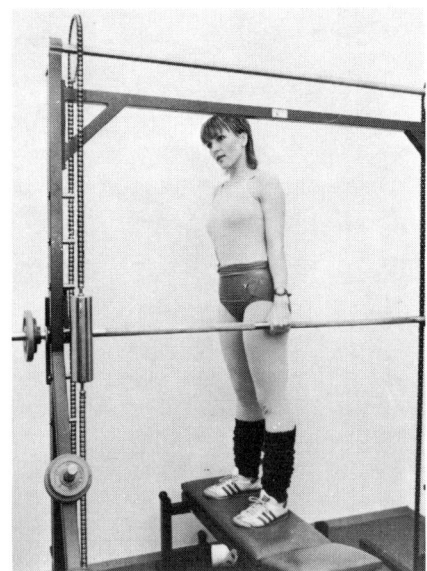

Bild 44 a

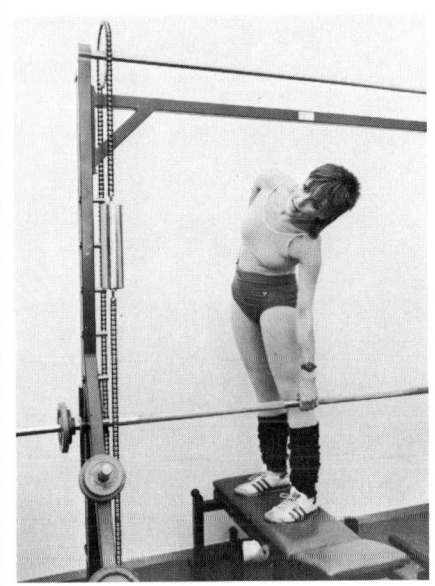

Bild 44 b

85

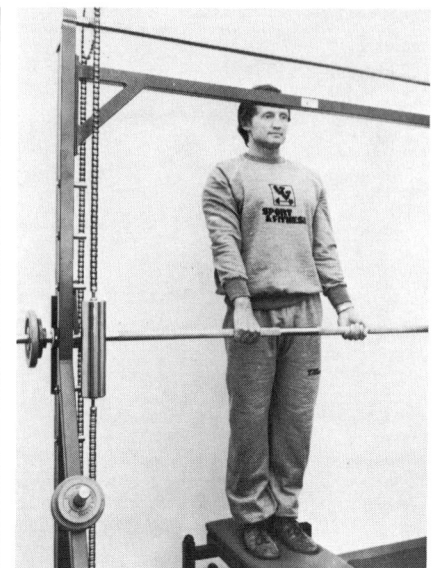

Bild 45 a

Maschinen-Kreuzheben

1. *Sie trainieren den Muskel:*
   unterer Rückenmuskel
2. *Mittrainiert werden:*
   Trapezius und Unterarme
3. *An Geräten benötigen Sie:*
   Multipress-Maschine
4. *Gewichtsbelastung:*
   je 5 kg auf jeder Seite der Stange
5. *Wiederholungszahlen:* 10–15
6. *Anfangsstellung:* Bild 45 a
7. *Endstellung:* Bild 45 b
8. *Beschreibung der Übung:*
   Stellen Sie sich auf eine Übungsbank, und fassen Sie die Stange in Schulterbreite.
   Mit durchgedrückten Knien bewegen Sie den Oberkörper nach vorne, dann gehen Sie wieder zurück.
9. *Was Sie vermeiden sollten:*
   Führen Sie die Übung langsam und ruckfrei aus.

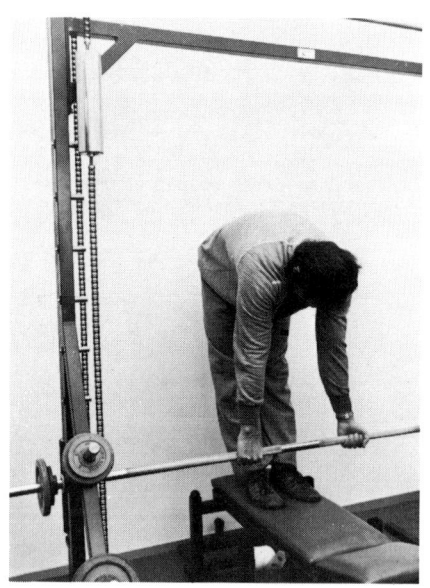

Bild 45 b

Oberkörperheben

1. *Sie trainieren den Muskel:*
   unterer Rückenmuskel
2. *Mittrainiert werden:*
   Schenkelanzieher (leicht)

3. *An Geräten benötigen Sie:*
   »Hyperextension«-Vorrichtung
4. *Gewichtsbelastung:*
   zu Beginn keine; im fortgeschrittenen Stadium können Sie eine
   Hantelscheibe hinter dem Nak-
   ken oder vor der Brust halten.
5. *Wiederholungszahlen:* bis 15
6. *Anfangsstellung:* Bild 46 a
7. *Endstellung:* Bild 46 b
8. *Beschreibung der Übung:*
   »Hängen« Sie sich in das Gerät,
   wie Abb. 46 a zeigt.
   Nun heben Sie den Oberkörper
   an, bis die Stellung von
   Abb. 46 b erreicht ist.
   Lassen Sie den Oberkörper
   langsam wieder herab.
9. *Was Sie vermeiden sollten:*
   Sie dürfen nicht schwingen!

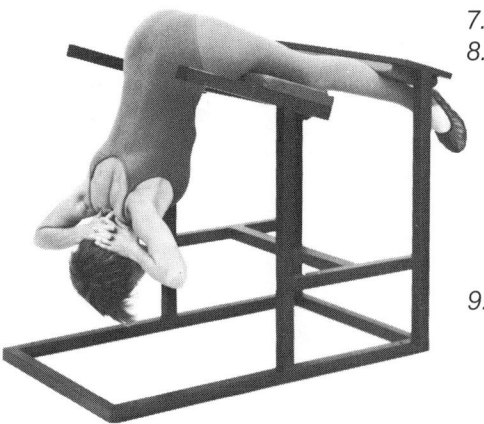

Bild 46 a

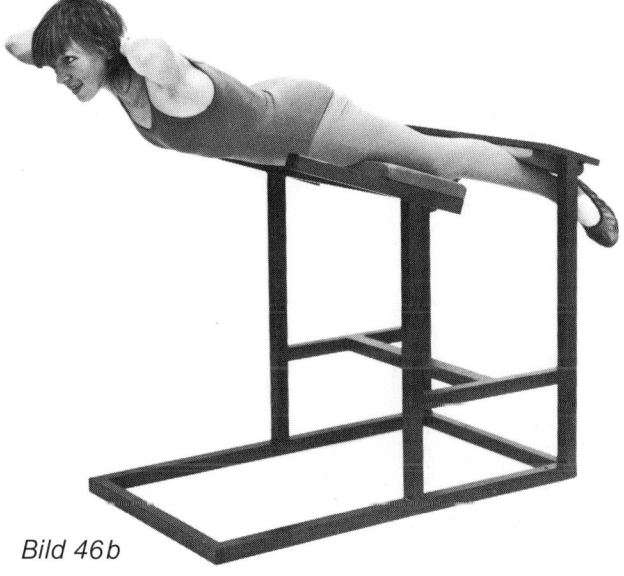

Bild 46 b

87

Trainingsplanung

»Planlos durchs Leben gehen!«, »Ich muß planen!«, »Ohne Pläne geht es nicht!«, »Der Plan ist alles!« Wer hat diese Sätze nicht schon tausendfach gehört!
Für vieles im Leben – ja das meiste – benötigt der Mensch einen Plan, will er erfolgreich bestehen. Reisepläne, Hausbaupläne, Essenspläne, Zukunftspläne, Lebenspläne, – Trainingspläne!
Solche brauchen Sie unbedingt, wollen Sie erfolgreich trainieren!
Sicher, Sie können sagen: »Ich trainiere gerade dann, wenn ich Lust oder Zeit oder beides zusammen habe.« Aber glauben Sie etwa, daß Sie dann Erfolg haben werden – vielleicht auch noch in kurzer Zeit? Ich garantiere Ihnen: Nein!
Sie trainieren mal ein paar Tage, legen eine Pause ein, beginnen wieder mit dem Training, pausieren mal wieder längere Zeit – es kommt dann der Punkt, an dem die Sportgeräte nutzlos in Ihrem Keller »dahinvegetieren« oder lediglich die Zahlung für das Sportstudio weiterläuft, ohne daß Sie es noch zum Training aufsuchen.
Kein Spitzensportler, ja kein erfolgreicher Mensch hat ohne Planung Erfolg gehabt!
Sie müssen – ob Sie wollen oder nicht – Ihr Training planen!

Also Zeitpläne aufstellen und natürlich die Trainingspläne selbst (letzteres haben wir ja schon im Kapitel »Fortschrittkontrolle« erörtert)!
Zur Zeitplanung selbst ist noch einiges Grundsätzliche zu sagen. Von diesen Basispunkten aus wollen wir unser Training dann planen.

● Zwischen 2 Trainingstagen sollte mindestens 1 Tag Ruhepause liegen. Der Organismus und speziell die beanspruchten Muskeln müssen sich erholen, sonst ist keine Verbesserung hinsichtlich des Muskelwachstums und der Kondition garantiert. Ein Muskel wächst nicht, wird nicht stärker beim Training, sondern während der Ruhephase danach. Diese Ruhephase liegt zwischen 48 und 72 Stunden.

● Das Training besteht aus dem Umkleiden, dem Training selbst, dem anschließenden Duschen und dem Wiederankleiden.
Wollen Sie einen optimalen Effekt erzielen, sollte das eigentliche Training nicht über 40 Minuten dauern – vorausgesetzt, Sie legen nicht zu lange Pausen zwischen den einzelnen Übungen ein.
So dürfte der gesamte Zeitaufwand etwas über 1 Stunde betragen, wo-

bei meist noch der Anfahrtsweg zum Sportstudio hinzukommt. Mindestens zweimal in der Woche sollten Sie trainieren. Bei diesen (nur) 2–2½ Stunden Aufwand pro Woche dürfte es keine Ausreden (»Ich habe keine Zeit«) geben!

● Ein noch besseres Ergebnis erzielen Sie, wenn Sie dreimal in der Woche trainieren. Auch dann ist der Zeitaufwand gemessen an den Ergebnissen noch sehr gering.

● Das Training kann ohne Probleme einmal für 10 Tage unterbrochen werden. Machen Sie sich darüber keine Gedanken, solange diese »Aussetzer« nicht jeden Monat vorkommen.

Beim Aussetzen über diesen Zeitraum kann sich der Körper einmal wieder richtig erholen, so daß Sie garantiert mit neuem Elan zum Eisen greifen.

● Wollen Sie ausgeprägten, andauernden Erfolg, so sollten Sie intensiv trainieren (wir haben diesen Punkt schon ausgiebig behandelt). Ein dreimaliges Training in der Woche mit höchster Intensität führt jedoch zu einem Übertraining. Die Anzeichen sind:

● nachlassende Trainingsleistung,
● nachlassende Motivation,
● schlechter Schlaf und mangelnder Appetit,
● Nervosität,

● Zerschlagenheit und Unlust,
● kein Trainingsfortschritt.

In eine solche Phase sollten Sie möglichst nicht gelangen, und das werden Sie auch nicht, wenn Sie die folgenden Punkte beachten.

Trainieren Sie beispielsweise am Montag intensiv, so legen Sie 1 Tag Pause ein, trainieren am Mittwoch mit weniger Intensität (indem Sie um 2 oder 3 Wiederholungen unter Ihrer Maximalleistung bleiben), machen wieder eine Pause von 1 Tag und trainieren am Freitag sehr intensiv. Danach haben Sie dann 2 Tage Pause als Erholungsphase. Natürlich sind die oben genannten Wochentage variabel: Sie können die Trainingstage nach Ihren Gegebenheiten verschieben, solange Sie die Grundsatzregeln beachten.

● Das Training sollte abwechslungsreich sein! Das hat zwei Gründe: Erstens macht Ihnen das Training dann mehr Spaß, und Sie »bleiben länger bei der Stange« – sogar bildlich gesprochen –, und zum zweiten werden die Ergebnisse besser ausfallen und schneller eintreten.

Der Grund für letzteres ist, daß sich der Muskel sehr schnell an bestimmte Übungen gewöhnt. Er soll immer wieder von einer anderen Seite »angegriffen« werden, soll immer wieder neu »geschockt« sein. So wird eine Optimierung der Ergebnisse erreicht.

In der Praxis heißt dies, für alle 3 Trainingstage andere Übungen

zu trainierender Muskel	Training Montag (intensiv)
vierköpfiger Schenkelmuskel	Beinpresse
Schenkelanzieher	»Leg Curl«
Waden	Wadenheben an der Maschine
großer Rückenmuskel	»Pull-Over«-Maschine
unterer Rücken	Kreuzheben
Brustmuskel	»Butterfly« Schrägbankdrücken
Schultern	Seitheben mit Hanteln Langhanteldrücken
Bizeps	Maschinen-»Curl«
Trizeps	Langhantel Trizeps-Strecken
Unterarme	Handgelenkbeugen (Handfläche nach oben)
gerade Bauchmuskel	Oberkörper — Anheben

einzuplanen. Natürlich müssen alle bisher erwähnten Voraussetzungen dafür erfüllt sein.

Wir wollen die Trainingsplanung mit einem praktischen Beispiel noch weiter verdeutlichen. Nehmen wir einmal an, Sie trainieren in einem Sportstudio und haben dort eine große Auswahl an Hanteln und Trainingsmaschinen.

Sehen Sie sich den Plan genau an, und versuchen Sie, Ihren persönlichen Trainingsplan diesem Schema anzugleichen! Dieser Trainingsplan ist natürlich lediglich ein Beispiel; der Zahl der Variationen ist keine Grenze gesetzt.

Es ist sehr praktisch, 3 verschiedene Trainingskarten anzulegen — je eine für Montag, Mittwoch und Freitag. So haben Sie Ihre Übungen und Leistungen immer vor Augen.

Noch ein Wort zur Trainingsplanung: Gehen Sie einem geregelten Leben nach, dürften Sie kaum Schwierigkeiten haben, einen festgelegten Plan einzuhalten. Sind Sie jedoch viel unterwegs (Sportstudios gibt es mittlerweile überall!), so stellen Sie für jede Woche einen Terminplan im voraus auf, um sowohl Ihrer Tätigkeit als auch dem Training nachkommen zu können.

Training Mittwoch (»halten«)	Training Freitag (intensiv)
Kniebeuge	Beinpresse
—	»Leg Curl«
Wadenheben mit Hantel	Wadenheben an der Maschine
Klimmzüge	Rudern mit Hantel
—	»Hyperextensions«
Flachbankdrücken	Seitheben flach
Seitheben schräg	Barrenpumpen
Seitheben mit Maschine	Seitheben mit Maschine
	Drücken hinter Nacken
Kurzhantel – Beuge	Langhantel – Beuge
Trizeps-Maschine	Kurzhantel – Trizeps-Strecken
Handgelenkbeugen (Handfläche nach unten)	Beide Übungen von Montag und Mittwoch
Beinheben	Oberkörper – Anheben mit gekreuzten Beinen

Intensivierung des Trainings

Nach einiger Zeit des Trainings, nach vielleicht 2, 3 oder 4 Monaten, hat sich Ihr gesamter Organismus und speziell auch Ihre Muskulatur weitgehend an die Belastungen gewöhnt. Sie haben Fortschritte gesehen. Ihre Kraft hat sich gesteigert, Ihre Leistungen im Sport sind besser geworden, Ihre Figur hat eine bedeutend bessere Form an-genommen, und Sie fühlen sich rundum wohler.

Sie wollen jedoch mehr erreichen: Sie wollen Ihre Leistungen noch weiter steigern, noch attraktiver aussehen, eine noch bessere Figur bekommen.

Mehr trainieren?

Falsch gedacht!

Ein Mehrtraining, indem Sie jetzt

mehr Sätze machen und das Training zeitlich in die Länge ziehen, bewirkt das Gegenteil!

Viel hilft *nicht* viel!

Ein Mehrtraining überlastet, gibt dem Körper nicht mehr die Gelegenheit, sich zu erholen, verlangt dem Organismus und gerade den Muskeln zuviel ab, so daß die Erholungsphase nicht mehr ausreicht.

Welche Möglichkeit es da gibt? Nun, nur eine: Das Training *intensiver* zu gestalten!

Es gibt verschiedene Methoden, die wir jetzt einmal näher betrachten wollen.

Sind Sie Anfänger, sollten Sie später bei der Aufstellung Ihres Trainingsplans davon Gebrauch machen.

Die 1. Möglichkeit stellt das *Training mit abnehmenden Gewichten* dar.

Wir wissen, daß kurzes und intensives Training ideal ist. Wir wissen weiter, daß bei einem Intensivsatz die letzten Wiederholungen die wirkungsvollsten sind. Ideal wäre es nun, würde jede Wiederholung eines Satzes die letzte sein. Trainingsmaschinen, die dies ermöglichen, sind in der Entwicklung.

Man kann dieses Problem jedoch auch von einer anderen Seite angehen.

Sie nehmen – gehen wir von dem Beispiel »Bankdrücken« aus – eine Hantel mit einem Gewicht, das Sie nur drei- oder viermal drücken können. Danach geht es einfach nicht mehr, trotz intensivsten Einsatzes. Aber mit 3 oder 4 Wiederholungen

ist der entsprechende Reiz auf den Muskel noch nicht gegeben; Sie müssen mehr Wiederholungen machen. Würde das Gewicht nun nach der 4. Wiederholung leichter werden, wären weitere 2 oder 3 Wiederholungen möglich. Die Lösung? Auf jeder Seite der Hantel steht ein Trainingspartner, der nun eine 5-kg-Scheibe schnell von der Stange abzieht. (Die Scheiben dürfen natürlich nicht mit einem Stellring arretiert sein!) Schon geht's weiter, und nach wiederholtem »Versagen« werden weitere Scheiben abgenommen.

Dies ist so lange möglich, bis die gewünschte Wiederholungszahl erreicht worden ist. Denken Sie daran, alle Gewichte und Wiederholungszahlen in Ihr Trainingstagebuch einzutragen!

Eine 2. Möglichkeit der Intensivierung bietet das sogenannte »Vorermüdungsprinzip«, das wir anhand eines Beispiels erläutern wollen.

Wir sprachen schon von Muskelketten und von den vielzitierten schwachen Gliedern einer Kette.

Denken wir wiederum an das Bankdrücken! Der große Brustmuskel ist gar nicht so richtig ermüdet – was er nach der »Intensitätslehre« sein sollte, da ja vorher schon der schwächere Trizepsmuskel ermüdet, was zwangsläufig zum Abbruch der Übung führt.

Diese Erkenntnis legt den Schluß nahe, den Brustmuskel *ohne* Hilfe der Trizepsmuskeln zu ermüden, um dann blitzschnell eine zweite

Übung folgen zu lassen, die mit noch frischem Trizepsmuskel den Brustmuskel ein weiteres Mal richtig durchtrainiert.

Zur Praxis: Wir machen auf der Flachbank bis zur Erschöpfung einen Satz Seitheben mit 2 Kurzhanteln, legen diese ganz schnell ab und greifen die auf einer Halterung liegende Langhantel hinter uns, um sofort das Bankdrücken mit frischen Trizepsmuskeln durchzuführen. Aber Vorsicht! Sie können nicht mehr ein so schweres Gewicht nehmen, da der Brustmuskel ja schon »vorermüdet« ist. Der Wechsel vom Seitheben zum Bankdrücken muß schnell erfolgen und darf eine Dauer von 2–3 Sekunden nicht übersteigen, da der Muskel sich sehr schnell erholt und nach einigen Sekunden schon wieder die Hälfte seiner Leistungsfähigkeit erreicht hat.

Für fast alle Muskeln können Sie dieses Prinzip anwenden.

● Beine: Beinstrecken und sofort Beinpresse (oder Kniebeugen)
● Rücken: Pull-Over-Maschine und sofort Klimmzüge
● Schultern: stehend Seitheben und sofort Langhanteldrücken
● Bizeps: Bizeps-Langhantelbeugen und sofort Klimmzüge
● Trizeps: Trizeps-Langhanteldrücken und sofort Barrenpum-pen mit Ellbogen am Körper anliegend

Die 3. Version der Intensivierung ist das *Negativverfahren*.

Ein Muskel kann während der Negativphase bedeutend stärker belastet werden. So ist es beispielsweise von Vorteil, wenn nach der erreichten Wiederholungszahl bei einem normalen Satz der Trainingspartner hilft, die Hantel nach oben zu bringen (beispielsweise beim Bankdrücken), und Sie dann das Gewicht langsam wieder ablassen. Schließen Sie in dieser Form noch einige Wiederholungen an. Oder Sie machen nur Negativwiederholungen, indem Sie beispielsweise beim Klimmzug (Körper mit Gewichten am Gürtel beschwert) mit den Füßen auf einen Hocker steigen und sich in die obere Position bringen, um sich dann langsam (8 Sekunden) herunterzulassen. Dann steigen Sie wieder auf den Hocker und beginnen von neuem. Es bestehen auch Kombinationsmöglichkeiten. So können Sie zum Beispiel Vorermüdungssätze mit anschließenden Negativwiederholungen kombinieren – der Phantasie sind bei der Zusammenstellung ausgeklügelter Trainingsmöglichkeiten kaum Grenzen gesetzt.

Trainingsplanung für spezielle Sportarten

Krafttraining hilft Ihnen, sich in der von Ihnen bevorzugten Disziplin zu verbessern. Aber auch dazu benötigen Sie eine Planung.

Zuerst einmal sollten Sie den gesamten Körper »muskeln«, das heißt ein Grundprogramm absolvieren.

Machen Sie nur Grundübungen, wie Kniebeugen, Klimmzüge oder Rudern in Vorbeuge, Bankdrücken, Nackendrücken, Bizepsbeugen und Trizepsstrecken.

Nach einer Eingewöhnungszeit von 4 Wochen können Sie weitere Übungen, wie Bauchtraining, Unterarmtraining usw. einbeziehen.

Danach können Sie das Variationsprogramm in Angriff nehmen, wie es im Kapitel »Trainingsplanung« beschrieben ist.

Nach wiederum 3–4 Monaten sollten Sie langsam einige Übungen intensivieren und auf diese Weise zum Intensivtraining überwechseln. Dies zunächst alles für Sie als Anfänger.

Sind Sie hingegen fortgeschritten, so können Sie irgendwo »unterwegs einsteigen«. Der genaue Punkt bleibt Ihnen überlassen; der Autor kennt Sie und Ihren Trainingsstand nicht, kann dies folgerichtig nicht beurteilen.

Aber nun seien Parallelen zu Ihrem Sport aufgezeigt!

Jeder Sport hat saisonale Unterbrechungen. So kennen wir Winter- und Sommersport. In der »off season« sollten Sie versuchen, Ihre Kraft immer mehr zu steigern, während der Saison hingegen, die Kraft zu »halten«.

Die Steigerung haben wir besprochen: dreimaliges Training in der Woche.

Das »Krafthalten« während der Saison geschieht durch ein Training, das einmal in der Woche absolviert wird, wobei die zuletzt erreichten Leistungen beibehalten werden, und zwar während der gesamten Sportsaison. Versuchen Sie nicht, während der Saison weiter mehrfach in der Woche zu trainieren. Sie kommen, da Sie ja sportspezifisch trainieren und Wettbewerbe bestreiten, in ein Stadium des Übertrainings.

Ist die Saison vorbei, so beginnen Sie wieder das übliche Krafttraining. Versuchen Sie, wiederum eine Leistungssteigerung zu erreichen.

Und nun zum Sport...

Wir rekapitulieren noch einmal: Um eine Sportart gut und erfolgreich ausüben zu können, brauchen wir
- Kraft
- Ausdauer
- Gelenkigkeit
- »Fertigkeit« (Technik).

Wir wollen uns nun mit verschiedenen Sportarten befassen und den Blick auf die »Kraft« lenken, auf das eigentliche Thema dieses Buches. Denken Sie jedoch daran, die Ausdauer auch durch Joggen, Aerobic oder Radfahren zu trainieren, die Gelenkigkeit nicht zu vernachlässigen, und – natürlich – die Technik zu erlernen und auszufeilen.

Die »Grundkraft« trainieren Sie mit den Grundübungen. Haben Sie die Kraft aufgebaut und sind schon durch Hinzunahme weiterer Übungen und Intensivierungsmaßnahmen fortgeschritten, so werden Sie beim Sporttraining, durch das Sie ja die Fertigkeit und Technik erlernen, bald durch nachhaltigen Muskelkater feststellen, wo Ihre schwachen Stellen liegen. Diese sollten Sie dann durch spezielles Training stärken.

Die Besprechung dieser »Schwachpunkte« und der Möglichkeiten speziellen Trainings soll im folgenden Abschnitt erfolgen.

Wir werden folgende Sportarten untersuchen und hoffen, daß auch »Ihre« Lieblingssportart dabei ist.
Bergsteigen und Bergwandern
Fußball
Handball
Judo und Karate
Gehen und Joggen
Leichtathletik
Radsport
Schwimmen
Skilauf (alpiner Skilauf und Langlauf)
Tennis und Squash

Wir werden untersuchen, welche Anforderungen die einzelnen Sportarten mit sich bringen, werden sehen, wie es sich mit der Ausdauer, der Gelenkigkeit und natürlich der Körperkraft dabei verhält, welche Muskeln bzw. Muskelgruppen vorwiegend beansprucht werden und welche Muskeltrainingsübungen für die jeweilige Disziplin durchgeführt werden sollten.

Bergsteigen und Bergwandern

Dies ist eine jener Sportarten, die den höchsten Erlebnisgehalt haben. Man hält sich in der freien Natur auf, beeindruckt von schönen Landschaftsbildern. Verbunden ist das Bergsteigen (und Bergwandern) mit Reisen, was an sich schon viel Abwechslung bietet. Sonne, Regen, Nebel, jahreszeitlicher Wandel – was will der stadtmüde, erlebnishungrige Sportler, der von Natur umgeben sein will, noch mehr?

Beim Bergsteigen unterscheidet man verschiedene Disziplinen. Da gibt es zunächst das »Berggehen«, eine ausgeprägte Form des Wanderns, dann das Felsklettern – bis hin zum extremen Sportklettern –, das Eisklettern mit all seinen Varianten und schließlich das Kombinationsklettern, das Besteigen von Bergen, das Anforderungen aller drei Disziplinen beinhaltet.

Das *Berggehen* kann schon bis zum Äußersten führen. So gerät für den ganz Ungeübten oder für den Gelegenheitsbergsteiger eine Wanderung im Hochgebirge mit schwerem Rucksack zu einer Tortur. Die extremste Form des Berggehens ist im Himalaja zu finden; denken Sie nur an die Besteigungen des Mount Everest ohne Sauerstoff.

Diese Sportart verlangt viel Beinkraft, viel Ausdauer, jedoch kaum Gelenkigkeit. Sportler, die sich für Bergwandern und Berggehen – auch in extremer Form – entschieden haben, sollten die Waden und Beine trainieren, und zwar mit Kniebeugen, mit der Beinpresse und der Wadenmaschine. Die Oberkörpermuskulatur ist zugunsten der Sauerstoffversorgung zu vernachlässigen – viele Muskeln in diesem Bereich benötigen viel Sauerstoff, der dringend für die Beinarbeit gebraucht wird.

Das *Felsklettern* kann man fast schon als »Bodybuilding am Stein« bezeichnen. In extremer Form – ab Schwierigkeitsgrad 5 (»sehr schwierig«) – wird viel Fingerkraft, Armkraft und Rückenkraft verlangt. Die Beanspruchung der Bein- und Wadenmuskulatur ist sehr hoch, mit ins Spiel kommen die Bauch- und auch die Brustmuskeln.

Für den Felskletterer ist ein komplettes Grundprogramm zu empfehlen, das dann zu einem Intensitätsprogramm ausgeweitet werden sollte. Wichtig ist das Training der Fingerkraft. So sollen Klimmzüge gemacht werden, bei denen nur mit den Fingerspitzen gehalten wird (vgl. Abbildung). Auch einfaches Hängen nur an den Fingerspitzen – etwa an Türrahmen – ist zu empfehlen.

Gerade der Bergsteiger – will er seine Leistungen von Jahr zu Jahr steigern – sollte versuchen, die Kraft in den Wintermonaten durch Muskeltraining zu steigern und in den Sommermonaten durch Training einmal in der Woche zu halten.

Beim *Eisklettern* »geht« der Kletterer nur mit den Frontzacken der Steigeisen an Eiswänden steilster Form, ja sogar an gefrorenen Wasserfällen hinauf. Unterstützt wird er dabei lediglich durch 2 Eispickel, die er über sich abwechselnd in das Eis einschlägt. Der Eiskletterer

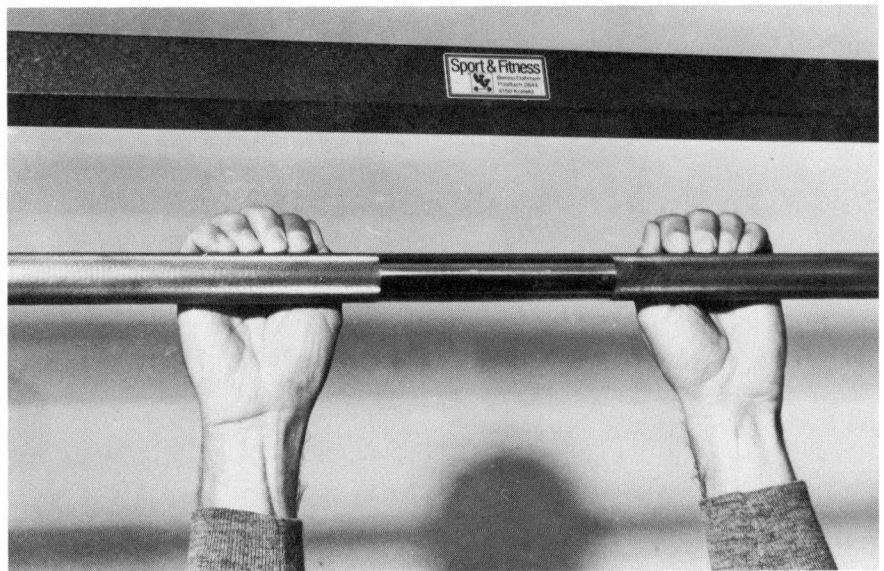

Bild 47

braucht viel Bein- und Wadenkraft und zum Hochhangeln an den Eispickeln nicht zuletzt Arm- und Rükkenkraft.

Sowohl das Fels- als auch das Eisklettern bedingen hohe Gelenkigkeit und Ausdauer. Macht der Bergsteiger kombinierte Touren – typisch dafür ist die Eigernordwand –, benötigt er beides in besonders hohem Maß.

Abb. 47 zeigt, wie die Fingerkraft trainiert wird.

Sie können auf diese Weise Klimmzüge ausführen oder nur einfach »hängen«, bis die Fingerkraft versagt.

Bestes Training für Felskletterer!

Fußball

Fußballspielen ist Beinarbeit – so denkt man wenigstens im ersten Moment.

Weit gefehlt!

Auch der Oberkörper wird eingesetzt – und wäre dies nicht der Fall, müßte der Fußballspieler den Oberkörper dennoch trainieren. Muskeln bilden einen guten Schutzpanzer bei Zusammenstößen; gestärkte Sehnen und Bänder vermindern die Verletzungsgefahr.

Dies gilt besonders für die Spieler der oberen Ligen, denn der Ausfall eines Spitzenspielers kostet verlorene Punkte – und Geld!

Der Autor muß noch einmal den

Aufruf wiederholen, daß zumindest die Profiabteilungen der Fußballvereine besser dran wären, würden sie unter fachmännischer Anleitung ein systematisches Muskeltraining durchführen.

Der Fußballspieler muß schnell antreten und laufen können, gute Beinarbeit beim Dribbeln und Schießen leisten sowie Ausdauer und Gelenkigkeit besitzen. Er braucht letztere in besonders hohem Maße in der Taille und im Beinbereich. Mit »muskelbepackter« Brust kann er Bälle besser abfangen und »vertragen«, durch gestärkte Halsmuskulatur Kopfbälle genauer plazieren.

Die Arbeit an der Beinstreck- und an der Beinpreßmaschine bringt gute Resultate; vor allen Dingen sollte auch der Schenkelanzieher gut trainiert werden. Des weiteren sind die Wadenmuskeln wichtig. Eine gutentwickelte Bauchmuskulatur verleiht dem Schuß mehr Kraft und läßt scharf geschossene Bälle von dieser Körperpartie besser abprallen. Nicht zu verkennen sind die enormen Vorteile des Rehabilitationstrainings bei den doch so oft verletzten Fußballspielern. Die Regeneration ist bedeutend schneller herbeigeführt, der Spieler ist eher wieder im Einsatz, da seine Muskeln durch das gezielte Training nicht an Kraft verlieren.

Auch für den Fußballspieler gilt, die Kraft in der Nichtspielphase zu erhöhen, um sie dann durch ein durchdachtes Muskeltraining die

Saison über zu halten. Dieses »Haltetraining« sollte nur einmal in der Woche stattfinden, damit der Spieler nicht in ein Stadium des Übertrainiertseins kommt.

Außer dem Muskeltraining muß der Fußballspieler Dehnungsübungen machen und die Ausdauer trainieren. Natürlich benötigt der Spieler viele spezifische Techniken. Sie zu vermitteln ist Aufgabe des Fußballtrainers. Das Krafttraining selbst sollte jedoch in Händen eines erfahrenen Krafttrainers liegen, der eventuell auch das Konditions- und Gelenkigkeitstraining übernehmen kann.

Handball

Dem Handballer ergeht es nicht viel besser als dem Fußballspieler, was das Zusammenprallen mit anderen Spielern betrifft.

Diese Sportdisziplin hat besonders in den hohen Leistungsklassen enorm an Popularität gewonnen; es wird dort hart um Punkte und Ehre gekämpft.

Der Handballer braucht zwar nicht den Ball zu treten, muß jedoch trotzdem enorme Beinarbeit leisten. Besonders die Sprungkraft muß gut entwickelt sein. Durch seine Wurftätigkeit wird der Handballer gerade auch im Oberkörperbereich beansprucht: Zum Werfen braucht man Kraft, und wie kann man diese besser trainieren als mit dem Muskeltraining?

Der Hallenhandballer muß sich auch gut fallen lassen können, muß hart im Nehmen sein, um den Aufprall des Körpers auf dem Boden zu »verdauen«. Der muskeltrainierte Oberkörper bildet einen hervorragenden Panzer, um ein Touchieren mit dem Boden oder dem Gegenspieler abzufangen. Die Verletzungsgefahr wird dadurch ebenfalls gemindert.

Als Handballer sollten Sie mit dem Grundprogramm anfangen, wenn Sie noch kein Krafttraining betreiben. Später sollte intensiviert und darauf geachtet werden, daß sich die Kraftleistungen kontinuierlich steigern.

Jegliches Beintraining ist von Nutzen; zur Steigerung der Wurfkraft eignet sich das Brust- und Rückentraining. Besonders das Training mit der »Butterfly«-Maschine oder das Seitheben liegend mit Kurzhanteln unterstützen die Wurfkraft. Gut eignet sich auch das Training an der »Pull-Over«-Maschine.

Auch der Handballer benötigt Ausdauer, die durch Laufen oder Radfahren gefördert werden sollte. Aerobic ist für den Handballer gleichermaßen förderlich, beinhaltet es doch viele Gelenkigkeits- und Dehnungsübungen. In den USA ist man schon längst dazu übergegangen, für viele Sportarten (wie Football und Rugby) Aerobic-Training zur Steigerung der Spielfähigkeit zu nutzen.

Hierzulande stehen dem Aerobic wohl noch zu viele Vorurteile und vor allem die Auffassung entgegen, daß es dem (angeblich) so schwachen Geschlecht vorbehalten sei.

Judo und Karate

Diese Kampfsportarten verlangen von dem Aktiven sehr viel:

- Kraft,
- Ausdauer,
- Gelenkigkeit,
- gutes Reaktionsvermögen,
- Treffsicherheit,
- ausgefeilte Technik,
- Selbstvertrauen,
- Mut,
- Härte,
- Schmerzunempfindlichkeit.

Leider besteht immer noch das Vorurteil, Krafttraining sei für diese schnellen Sportarten überhaupt nicht geeignet. Es wird behauptet, Krafttraining mache langsam und unbeweglich.

Nun gibt es Kampfsportler, die trotzdem Krafttraining betreiben, jedoch der Ansicht sind, daß man, um »schnelle Muskeln« zu bekommen, schnelle Bewegungen beim Krafttraining machen müsse. »Schnelle Muskeln« gibt es nicht! Es gibt schwache und starke Muskeln. Der Befehl »schnell« ist in den Muskel nicht »eingebaut«, sondern er bekommt ihn von der Kommandozentrale Gehirn.

Ist ein Muskel schwach, so kann er niemals so schnell sein, als wenn er stark ist. Und je stärker ein Muskel ist, um so »schneller« vermag er zu reagieren.

Für diese Kampfsportarten gelten also die Richtlinien dieses Buchs ebenso wie für alle anderen Sportarten. Der Kampfsportler – sei es der Karate- oder Judosportler oder der Mann (und natürlich auch die Frau), der bzw. die eine der vielen Nebenarten des Kampfsports betreibt – ist mit Krafttraining bestens beraten, sollte unbedingt Krafttraining betreiben.

Der große Vorteil liegt auch hier in der geminderten Verletzungsgefahr durch Stärkung der Sehnen und Bänder, durch Antrainieren eines »Schutzpanzers« und durch die Fähigkeit, aufgrund trainierter Kraft den Gegner wirkungsvoller zu werfen oder zu treffen.

Für alle Kampfsportarten sollte der gesamte Körper trainiert werden. Für den Karatemann speziell sei eine Übung empfohlen, die die Muskelkette besonders für den Geradeausschlag stärkt. Der Trainierende legt sich auf eine Flachbank und hält sich 2 Kurzhanteln über den Kopf. Diese läßt er nun herunter, wobei er genau darauf achtet, daß die Ellbogen während des gesamten Übungsablaufs eng am Körper anliegen. Jetzt läßt er die Kurzhanteln so weit wie möglich herunter, pausiert 1 Sekunde, um einen Dehnungseffekt zu erreichen, und drückt dann die beiden Hanteln langsam wieder nach oben. Diese Bewegung kommt dem Schlag nach vorne gleich.

Würden Sie die Übung stehend machen, wäre der Sinn verfehlt, da ja die beiden Hanteln die Arme aufgrund der Schwerkraft nach unten ziehen. Die Muskelkette wäre gestört, die Koordination käme durcheinander; der Erfolg beim Wettkampf selbst wäre enorm gemindert, da die Arme »auf Gewicht nach unten« eingestellt sind.

Auch der Kampfsportler sollte viele Dehnungsübungen zusätzlich machen und das Ausdauertraining nicht vernachlässigen. Hier spielt ein gutdurchdachtes Aerobic-Training ebenfalls eine bedeutende Rolle.

Gehen und Joggen

Zuerst könnte man meinen, daß man für solche sportliche Betätigung kein Krafttraining benötige. Sie trainieren ja – durch Gehen und Joggen! Oder etwa nicht?

Ein Krafttraining bei Ausübung dieser Sport- oder Fitness-Sparte zu vernachlässigen wäre indes falsch. Der Fitness-Sportler, der jeden 2. Tag seinen Trimmpfad entlangjoggt, tut fast überhaupt nichts für seinen Oberkörper. Das bißchen Armschwingen, die gelegentlichen Klimmzüge auf dem Trimmpfad sind zwar immer noch besser als gar nichts zu tun; ihr mangelnder Effekt ist aber wirklich nur zu belächeln.

Gehen (es gibt davon noch Abwandlungen wie das Powerwalking mit Gewichtsbelastung) und Joggen sind hervorragende Ausdauer-sportarten, zu denen man jedem Sportler oder Fitnessbewußten nur raten kann. Der Autor vertritt die Meinung, daß das kraftvolle Gehen mit Gewichtsbelastungen an den Fußgelenken, an der Hüfte und durch 2 kleine Hanteln in den Händen dem Jogging vorzuziehen ist, da die Gelenke mehr geschont werden und der Körper stärker von der »Kraftseite« her angegriffen wird. Sie würden sicher nicht lächeln, wenn Sie es vorher ausprobiert hätten ... Mit je 2 1/2 Kilogramm an Händen und Füßen und einem 5-kg-Gurt forsch »gewalkt« bringt ungeheure Kondition und Kraft!

Zur Bewegung braucht man Kraft; will man sich schnell bewegen, braucht man viel Kraft – Sie wissen das ja schon ... Folglich sollte der Jogger und Geher auch für die Beine Krafttraining betreiben.

Kniebeugen und Wadenheben mit einer Langhantel eignen sich bestens dazu.

Aber auch Oberkörpertraining sollte der Jogger und Geher durchführen, und will er nicht viel Geld ins Krafttraining investieren, sei er an die 3 Grundtrainingsmöglichkeiten Kniebeuge, Klimmzug und Barrenstützen erinnert.

Warum nicht Powerwalken und mit dem Gewicht, das man am Körper hat, auf dem Trimmpfad Klimmzüge und Barrenpumpen machen – vorausgesetzt, diese Einrichtungen sind dort vorhanden?

Und die Kniebeugen können schließlich am Schluß der Runde ebenfalls gemacht werden; man braucht dazu nur eine Langhantel im Kofferraum mitzunehmen.

Sie sehen, wo ein Wille ist, ist auch ein Weg. Die anderen Läufer werden es Ihnen bald gleichtun wollen und das mitleidige Lächeln aufgeben!

Leichtathletik

Daß Leichtathletik keine »leichte« Sportart ist, dürfte sofort klar werden, wenn man an die Hammerwerfer, Kugelstoßer und Diskuswerfer denkt.

Diese Gilde, die die kraftvollen Disziplinen der Leichtathletik ausübt, begann vor nicht allzu vielen Jahren mit dem Krafttraining, um ihre Leistungen zu steigern. Die Wurf- und Stoßweiten in diesen Disziplinen wären heute ohne solches Training undenkbar.

Allmählich gingen auch Läufer und Springer zum Krafttraining über.

Während die Zusammenstellung eines Krafttrainingsplans für den Kugelstoßer kaum Probleme aufwirft, wird es beim Hochspringer schon etwas komplizierter, muß er es doch vermeiden, viel Muskelmasse des Oberkörpers über die Latte heben zu müssen.

Der Kugelstoßer sowie der Hammer- und Diskuswerfer wird den gesamten Körper trainieren; er benötigt ja auch alle Muskeln zur Ausübung seines Stoßes bzw. Wurfes. Der Hochspringer wird anders verfahren müssen, wobei schon wieder Unterschiede zwischen dem »einfachen« Hochspringer und dem Stabhochspringer zu machen sind. Der erstere braucht lediglich die Beinkraft zum kräftigen Absprung, der Stabhochspringer benötigt zusätzlich Bizeps und Trizeps sowie die Rücken- und Brustmuskulatur. Auch die Schultermuskeln werden mitbeansprucht. So sollte man für den Stabhochsprung das gesamte Grundprogramm durchgehen und auch die nachfolgende Intensivierung nicht vernachlässigen.

Der »normale« Hochspringer und der Weitspringer müssen »oben« leicht sein, bedeutet doch jedes Gramm mitzutransportierendes Gewicht zusätzliche Belastung und weiterer Kraftaufwand. Er sollte lediglich die Beine dem Krafttraining unterziehen.

So wird es auch bei dem Langstreckenläufer sein, beim Hürden- und Hindernisläufer.

Der Speerwerfer jedoch muß wieder anders verfahren und dementsprechend sein Oberkörpertraining dem des Kugelstoßers angleichen. Auch bei den Leichtathletikdisziplinen bietet das Krafttraining wiederum den Vorteil, Verletzungen zu vermeiden. Und diese kommen in dieser Sparte oft vor, da zumeist ruckartige Bewegungen ausgeführt werden.

»Vorbeugen ist besser als heilen« – auch unter diesem Gesichtspunkt sollte das Muskeltraining einmal betrachtet werden!

Radsport

Bei allen bisher angesprochenen und jetzt noch zu behandelnden Sportarten muß man zwischen dem reinen Hobbysportler und dem Leistungs- oder gar Hochleistungssportler unterscheiden.

Der Grund dafür wird Ihnen gewiß gleich einleuchten.

Der Fitnessradler will keine Rekorde fahren oder ein Spitzenfeld bei der Tour de France anführen. Er will seinen Kreislauf trainieren, ein bißchen durch die Landschaft radeln, vielleicht mit der Familie. Bei ihm kommt es nicht auf hohe Leistungen an, und so spielt beispielsweise der Sauerstoffverbrauch keineswegs eine so große Rolle wie beim Radprofi.

Viel Muskelsubstanz verbraucht viel Sauerstoff, und so wird der Ausdauer-Leistungssportler – auch der Radrennfahrer – darauf bedacht sein, seine Muskelmasse insgesamt möglichst gering zu halten. Dies kann natürlich nicht für die Beinmuskulatur gelten. An diese Muskeln werden beim Radprofi hohe Anforderungen gestellt, muß er doch mit den Beinen eine hohe Ausdauerleistung *und* Kraftleistung (bei Bergfahrten) vollbringen.

Der Radrennfahrer ist gut beraten, wenn er außerhalb der Saison die

Beinkraft durch Kniebeugen und Beinpreßmaschine und die Wadenkraft mit der Wadenmaschine trainiert. Auch er sollte darauf bedacht sein, durch das Krafttraining Leistungssteigerungen zu erzielen.

Der »Sonntagsradler« hingegen sollte ein Krafttraining für den gesamten Oberkörper ausführen. An ihn werden nicht solch hohe Anforderungen hinsichtlich der Ausdauer gestellt, er sieht das Radfahren mehr unter dem Aspekt »etwas für die Fitness und die Figur tun«.

Ein gutes Krafttraining kommt seinen Auffassungen sehr gelegen, haben wir doch gesehen, daß das Muskeltraining die beste Art ist, die Figur zu formen, und daß es in Kombination mit einem Herz-Kreislauf-Training – also Radfahren – Fitness par excellence zum Ergebnis hat.

Schwimmen

Der Schwimmer braucht zur Fortbewegung im Wasser grundsätzlich viel Kraft. Es sollte hier jedoch unterschieden werden zwischen Kurzstrecken- und Langstreckenschwimmern.

Als grundlegende Tatsache beim Schwimmen gilt, daß ausschließlich Positivbewegungen ausgeführt werden, eine Tatsache, die viele Trainer und Schwimmer dazu veranlaßt, nur Positivtraining mit Kraftmaschinen zu betreiben. Dies ist falsch.

Zwar soll in erster Linie die Positivkraft gestärkt werden, aber dies geht wiederum am besten über das Training der Positiv- *und* Negativkraft. Durch beide Komponenten wird der Muskel gestärkt und aufgebaut!

So soll der Schwimmer also nicht die Negativbewegungen in der Kraftmaschine oder beim Hanteltraining durch schnelles Zurücklassen »übergehen«, sondern sich – wie alle anderen Kraftsportler auch – an die in diesem Buch gegebenen Richtlinien halten.

Dies gilt auch für den Freizeitschwimmer. Hier sind Parallelen zum Radsportler oder Langstreckenläufer zu ziehen. Jener, der nur ab und zu schwimmt, braucht keine Superleistungen zu vollbringen, kann also im Schwimmen das ideale Herz-Kreislauf-Training finden. Dieses wiederum stellt die perfekte Ergänzung zum Krafttraining dar.

Skilaufen

Hier müssen wir zwei Grundarten unterscheiden: den Abfahrtslauf als die hauptsächliche Disziplin des alpinen Skisports und den Skilanglauf.

Beim *Abfahrtslauf* werden hohe Anforderungen an Konzentration, Fertigkeit (Technik) und Beinkraft gestellt. Außerdem muß der Abfahrtsläufer große Gelenkigkeit in den Hüften besitzen, besonders bei anstrengenden Abfahrtswettbewerben. Ähnliches gilt für den Slalom. Die Belastung der Beine ist enorm, »sitzt« doch der Läufer für einige Minuten in der Hocke. Dabei muß er Schläge der unebenen Piste abfangen und sich bei Kurvenfahrten gegen die Fliehkraft stemmen.

Der professionelle alpine Skisportler wie auch der Wochenendskiläufer sollten ihr Hauptaugenmerk auf die Beinmuskulatur richten. Kniebeugen sind die besten Übungen, falls nur Hanteln zur Verfügung stehen. Natürlich leistet die Beinpresse nicht minder gute Hilfe. Die Leistungen sollten außerhalb der Saison immer weiter gesteigert werden. Schriftliches Registrieren ist wie immer von Nutzen.

Falsch wäre es für den Abfahrtsläufer, mit einer Hantel belastet lange in der Hocke zu verweilen; sein Koordinationssystem würde durcheinandergeraten. Erinnern Sie sich an das Beispiel des Kugelstoßers. Nicht zu vernachlässigen ist beim alpinen Profi auch das Training der Ausdauer; an sie werden ebenfalls hohe Anforderungen gestellt.

Der Wochenendskiläufer indes sollte den gesamten Oberkörper mittrainieren und zuerst die Grundübungen ausführen. Er wird dann am Skifahren mehr Freude haben, die Unfallgefahr gemindert haben und nicht mehr so von der Umgebung abgelenkt sein wie früher, als er sich krampfhaft auf seine Kraft und Ausdauer konzentrieren mußte.

Andere Anforderungen stellt der

Skilanglauf. Zwar wird natürlich auch hier Beinarbeit geleistet; unterstützend sind jedoch die Armbewegungen, die die Skistöcke zur Fortbewegung in den Schnee stoßen. Es ist indes nicht nur die Armkraft gefordert – vornehmlich der Trizeps, der stark beansprucht wird –, sondern auch der große Rückenmuskel im Zusammenwirken mit dem hinteren Schultermuskel. Leicht wird durch das Heben der Skistöcke der vordere Schultermuskel mitbeansprucht, ebenso die Unterarme durch das Festhalten der Stöcke. Enorme Anforderungen werden auch an die Bauchmuskulatur gestellt, und zwar dann, wenn der Skiangläufer sich mit beiden Stöcken nach vorne bewegt.

Sie sehen also: Der Skiangläufer sollte ein umfangreiches Programm für sein Krafttraining aufstellen. In der nächsten Saison wird es ihm sicherlich viele Vorteile bringen, wenn er sein Muskeltraining mit dem Ausdauertraining kombiniert.

Tennis und Squash

Die beiden so beliebten Sportarten stellen hohe Anforderungen an die Antritts- und Schlagkraft. Die Griffkraft – also die Kraft der Unterarme – ist ebenfalls von hoher Bedeutung.

Weitere Bedeutung kommt der Gelenkigkeit und der Ausdauer zu. Ausschlaggebend sind natürlich in erster Linie auch Reaktion und Konzentration sowie die Technik.

Sowohl der Tennis- als auch der Squashspieler sollte die Beine – also den vierköpfigen Schenkelmuskel –, die Waden, die Bauchmuskulatur, den großen Brustmuskel und die Schultern trainieren. Beim Rückhandspiel tritt noch der große Rückenmuskel in Aktion. Nicht zu vergessen ist das Training der Unterarmmuskeln, was auch durch spezielle Übungen (siehe Abbildungen) geschehen kann.

Besonders die »Drehmuskeln« in der Taille – also die seitlichen Bauchmuskeln – werden stark beansprucht, wenn aus der Drehung heraus geschlagen wird. Eine gute Übung ist es, sich auf eine Übungsbank zu setzen, eine Eisenstange hinter dem Nacken auf die Schulter zu legen und sie mit den Händen festzuhalten, um dann Drehbewegungen aus der Taille heraus zu vollführen.

Der Tennis- und Squashspieler muß neben seinem Muskeltraining auch Ausdauer- und Dehnungstraining betreiben. Aerobic kommt diesen Anforderungen in hohem Maße entgegen, natürlich ebenso das Joggen und Radfahren.

Das Erlernen der Technik selbst gehört wiederum in die Hände eines guten Trainers, der es vermeiden wird, daß sich von vornherein Fehler in die Spieltechniken einschleichen, die später nur schwer wieder zu beheben sind.

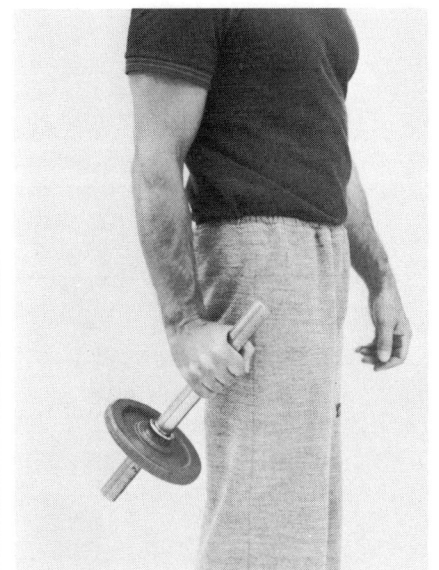

Bild 48 a

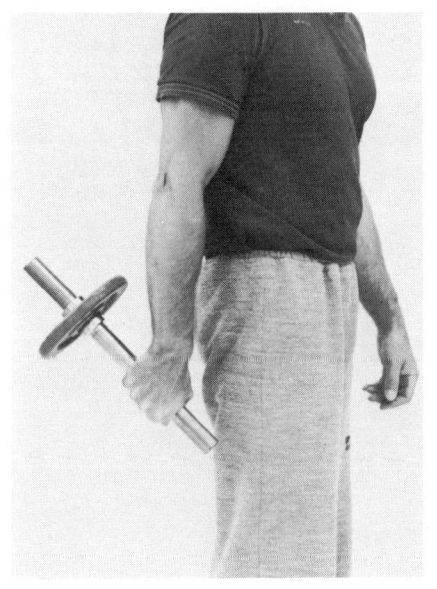

Bild 48 b

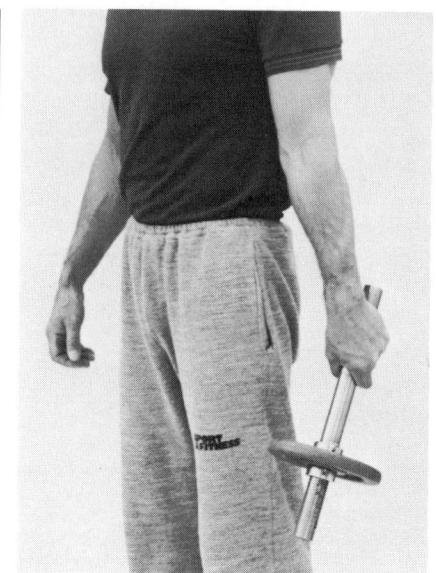

Bild 49 a

Die Fotos zeigen, wie Sie praxisnah die Kraft für das Greifen des Tennis- oder Squashschlägers trainieren können.

Greifen Sie eine Hantel (Kurzhantel), an der nur eine Hantelscheibe fixiert ist.

Sie können auf diese Weise 2 Übungen ausführen:

Übung 1: Anfangsstellung Bild 48 a
              Endstellung Bild 48 b

Übung 2: Anfangsstellung Bild 49 a
              Endstellung Bild 49 b

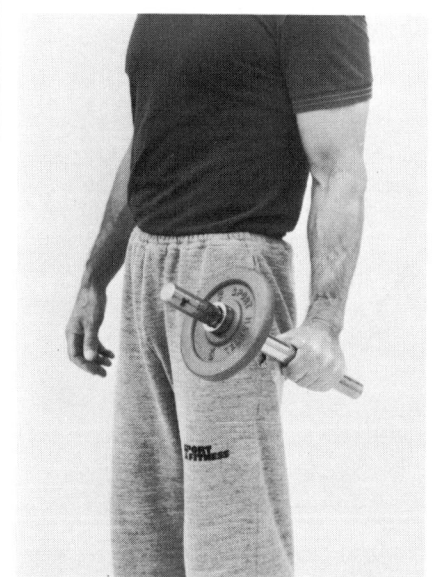

Bild 49 b

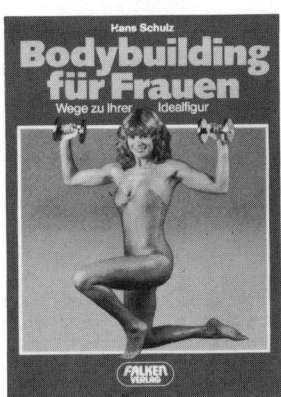
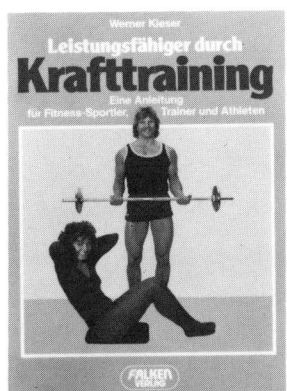
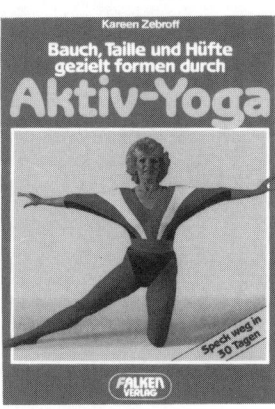
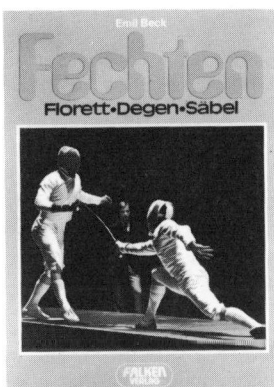
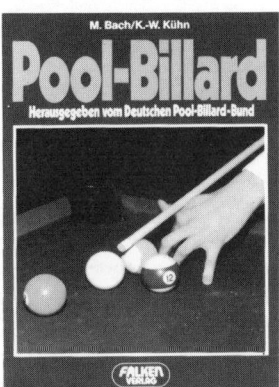
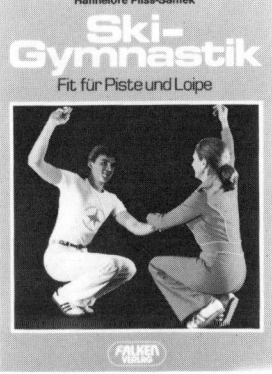
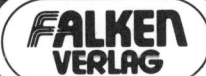

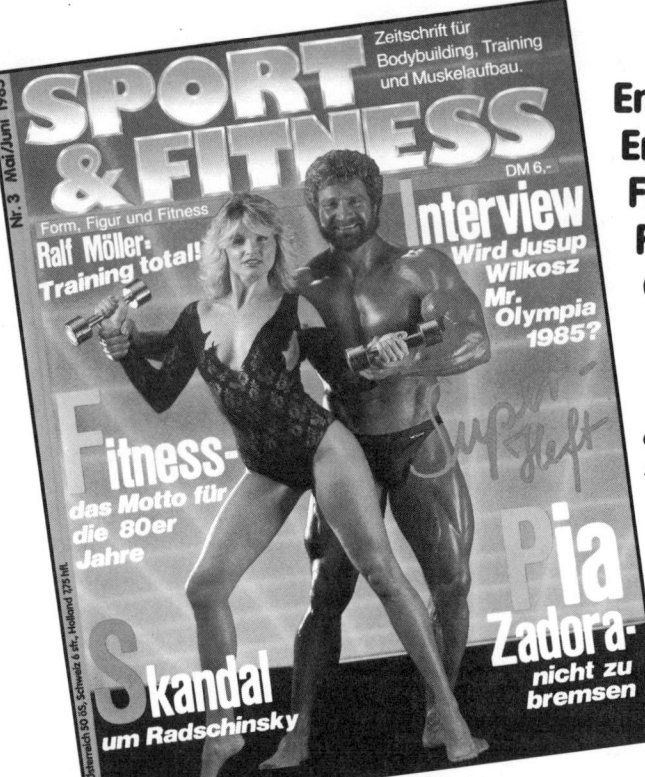
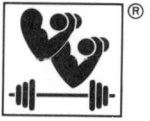

Gesamt-Programm

Essen und Trinken

Kalte und warme Vorspeisen
einfach · herzhaft · raffiniert. (5045) Von
K. Iden, 64 S., 43 Farbfotos, Pappband.
DM 12,80/S 99.–

Köstliche Suppen
für jede Tages- und Jahreszeit. (5122)
Von E. Fuhrmann, 64 S., 38 Farbfotos,
2 Zeichnungen, Pappband.
DM 12,80/S 99.–

Kochen, was allen schmeckt
1700 Koch- und Backrezepte für jede
Gelegenheit. (4098) Von A. und
G. Eckert, 796 S., 60 Farbtafeln,
Pappband. **DM 29,80**/S 239.–

Falken-Handbuch
Kochen nach allen Regeln der Kunst
Das moderne Grundkochbuch mit über
1000 Farbbildern. (4143) Von M. Gutta,
624 S., über 1000 farbige Abb.,
gebunden. **DM 78,–**/S 598.–

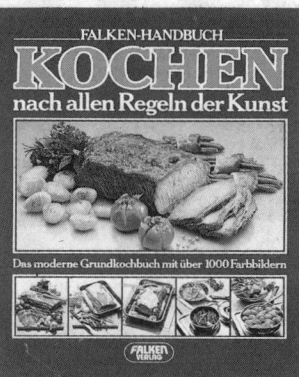

FALKEN-HANDBUCH
KOCHEN
nach allen Regeln der Kunst
Das moderne Grundkochbuch mit über 1000 Farbbildern

Brunos beste Rezepte
– rund ums Jahr (4154) Von B. Henrich,
136 S., 15 Farbfotos, kart.
DM 14,80/S 119.–

Was koche ich heute?
Neue Rezepte für Fix-Gerichte. (0608)
Von A. Badelt-Vogt, 112 S., 16 Farbtafeln,
kart. **DM 9,80**/S 79.–

Kochen für 1 Person
Rationell wirtschaften, abwechslungsreich und schmackhaft zubereiten.
(0586) Von M. Nicolin, 136 S., 8 Farbtafeln, 23 Zeichnungen, kart.
DM 9,80/S 79.–

Gesunde Kost aus dem Römertopf
(0442) Von J. Kramer, 128 S., 8 Farbtafeln, 13 Zeichnungen, kart.
DM 8,80/S 74.–

Nudelgerichte
lecker, locker, leicht zu kochen. (0466)
Von C. Stephan, 80 S., 8 Farbtafeln, kart.
DM 7,80/S 69.–

Lieblingsrezepte
Phantasievoll zubereitet und originell
dekoriert. (4234) Hrsg. P. Diller. 160 S.,
120 Farbfotos, 34 Zeichnungen, Pappband. **DM 24,80**/S 198,–

Was Männer gerne essen
Leibgerichte
(2216) Von C. Arius, 80 S., 55 Farbabb.,
Pappband. **DM 9,80**/S 85,–

Omas Küche und unsere Küche heute
(4089) Von J. P. Lemcke, 160 S., 8 Farbtafeln, 95 Zeichnungen, Pappband.
DM 24,80/S 198.–

Die besten Eintöpfe und Aufläufe
Das Beste aus den Kochtöpfen der Welt
(5079) Von A. und G. Eckert, 64 S.,
50 Farbfotos, Pappband.
DM 12,80/S 99.–

Schnell und gut gekocht
Die tollsten Rezepte für den Schnell-
kochtopf. (0265) Von J. Ley, 96 S.,
8 Farbtafeln, kart. **DM 7,80**/S 69.–

Kochen und backen im Heißluftherd
Vorteile, Gebrauchsanleitung, Rezepte.
(0516) Von K. Kölner, 72 S., 8 Farbtafeln,
kart. **DM 7,80**/S 69.–

Das neue Mikrowellen-Kochbuch
(0434) Von H. Neu, 64 S., 4 Farbtafeln,
kart. **DM 6,80**/S 59.–

Ganz und gar mit Mikrowellen
(4094) Von T. Peters, 208 S., 24 Farbfotos, 12 Zeichnungen, kart.
DM 29,80/ S 239.–

Haltbar machen durch **Trocknen und
Dörren**
Obst, Gemüse, Pilze, Kräuter
(0696) Von M. Bustorf-Hirsch, 32 S.,
42 Farbfotos, Spiralbindung.
DM 7,80/ S 69.–

Marmeladen, Gelees und Konfitüre
Köstlich wie zu Omas Zeiten – einfach
selbstgemacht. (0720) Von M. Gutta,
32 S., 23 Farbfotos, 1 Zeichnung,
Pappband. **DM 7,80**/S 69,–

Einkochen
nach allen Regeln der Kunst. (0405) Von
B. Müller, 128 S., 8 Farbtafeln, kart.
DM 9,80/S 79.–

Einkochen, Einlegen, Einfrieren
Gesund, herzhaft. (4055) Von B. Müller,
27 s/w.-Abb., kart. **DM 14,80**/S 119.–

Das neue Fritieren
geruchlos, schmackhaft und gesund.
(0365) Von P. Kühne, 96 S., 8 Farbtafeln,
kart. **DM 7,80**/S 69.–

Weltmeister-Soßen
Die Krönung der feinen Küche. (0357)
Von G. Cavestri, 96 S., 6 Farbfotos, viele
Zeichnungen, kart. **DM 9,80**/S 79.–

Wildgerichte
einfach bis raffiniert. (5115) Von M.
Gutta, 64 S., 43 Farbfotos, Pappband.
DM 14,80/S 119.–

Geflügel
Die besten Rezepte aus aller Welt. (5050)
Von M. Gutta, 64 S., 32 Farbfotos, Papp-
band. **DM 12,80**/S 99.–

Mehr Freude und Erfolg beim **Grillen**
(4141) Von A. Derliner, 100 S., 147 Farbfotos, 10 farbige Zeichnungen, Pappband. **DM 24,80**/S 198.–

Grillen
Fleisch · Fisch · Beilagen · Soßen. (5001)
Von E. Fuhrmann, 64 S., 38 Farbfotos,
Pappband. **DM 12,80**/S 99.–

Chinesisch kochen
Schmackhafte Rezepte für die abwechs-
lungsreiche Küche. (5011) Von A. und G.
Eckert, 64 S., 57 Farbfotos, Pappband.
DM 12,80/S 99.–

Chinesisch kochen
mit dem Wok-Topf und dem Mongolen-
Topf. (0557) Von C. Korn, 64 S., 8 Farbtafeln, kart. **DM 7,80**/S 69.–

Schlemmerreise durch die
Chinesische Küche
(4184) Von Kuo Huey Jen, 160 S.,
117 Farbfotos, Pappband.
DM 24,80/S 198,–

Ostasiatische Küche
schmackhaft, bekömmlich und vielseitig.
(5066) Von T. Sozuki, 64 S., 39 Farbfotos,
Pappband. **DM 12,80**/S 99.–

Nordische Küche
Speisen und Getränke von der Küste.
(5082) Von J. Kürtz, 64 S., 44 Farbfotos,
Pappband. **DM 12,80**/S 99.–

Deutsche Küche
Schmackhafte Gerichte von der Nordsee
bis zu den Alpen. (5025) Von E. Fuhrmann, 64 S., 52 Farbfotos, Pappband.
DM 12,80/S 99.–

Französisch kochen
Eine kulinarische Reise durch Frankreich.
(5016) Von M. Gutta, 64 S., 35 Farbfotos, Pappband. **DM 14,80**/S 119.–

Französische Küche
(0685) Von M. Gutta, 96 S., 16 Farbtafeln, kart. **DM 12,80**/S 99.–

**Französische Spezialitäten aus dem
Backofen**
Herzhafte Tartes und Quiches mit Fleisch,
Fisch, Gemüse und Käse
(5146) Von P. Klein, 64 S., 43 Farbfotos,
Pappband. **DM 16,80**/139,–

Kochen und würzen mit **Knoblauch**
(0725) Von A. und G. Eckert, 96 S.,
8 Farbtafeln, kart. **DM 7,80**/S 69,–

Schlemmerreise durch die
Italienische Küche
(4172) Von V. Pifferi. 160 S., 109 Farbfotos, Pappband. **DM 24,80**/S 198,–

Italienische Küche
Ein kulinarischer Streifzug mit regionalen
Spezialitäten. (5026) Von M. Gutta,
64 S., 35 Farbfotos, Pappband.
DM 12,80/S 99.–

Portugiesische Küche und Weine
Kulinarische Reise durch Portugal.
(0607) Von E. Kasten, 96 S., 16 Farbtafeln, kart. **DM 9,80**/S 79.–

Köstliche Pizzas, Toasts, Pasteten
Schmackhafte Gerichte schnell zubereitet.
(5081) Von A. und G. Eckert, 64 S.,
48 Farbfotos, Pappband.
DM 12,80/S 99.–

Köstliche Pilzgerichte
Rezepte für die meistvorkommenden
Speisepilze. (5133) Von V. Spicker-Noack,
M. Knoop, 64 S., 52 Farbfotos, Papp-
band. **DM 12,80**/S 99.–

Am Tisch zubereitet
Fondues, Raclettes, Flambieren. (4152)
Von I. Otto, 208 S., 12 Farbtafeln, 17 s/w-
Fotos, Pappband. **DM 24,80**/S 198.–

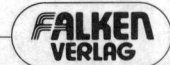

Köstliche Fondues
mit Fleisch, Geflügel, Fisch, Käse, Gemüse und Süßem. (5006) Von E. Exner, 64 S., 50 Farbfotos, Pappband. **DM 12,80/S 99.–**

Fondues
und fritierte Leckerbissen. (0471) Von S. Stein, 96 S., 8 Farbtafeln, kart. **DM 6,80/S 59.–**

Fondues · Raclettes · Flambiertes
(4081) Von R. Peiler und M.-L. Schult, 136 S., 15 Farbtafeln, 28 Zeichnungen, kart. **DM 14,80/S 119.–**

Neue, raffinierte Rezepte mit dem Raclette-Grill
(0558) Von L. Helger, 56 S., 8 Farbtafeln, kart. **DM 7,80/S 69.–**

Rezepte rund um Raclette und Hobby-Rechaud
(0420) Von J. W. Hochscheid, 72 S., 8 Farbtafeln, kart. **DM 7,80/S 69.–**

Kochen und würzen mit
Paprika
(0792) Von A. u. G. Eckert, 88 S., 8 Farbtafeln, kart. **DM 8,80/S 74.–**

Kleine Kalte Küche
für Alltag und Feste. (5097) Von A. und G. Eckert, 64 S., 45 Farbfotos, Pappband. **DM 12,80/S 99.–**

Kalte Platten
(4064) Von Maître P. Pfister, 240 S., 135 großformatige Farbfotos, gebunden. **DM 48,–/S 398.–**

Kalte Platten – Kalte Büfetts
rustikal bis raffiniert. (5015) Von M. Gutta, 64 S., 34 Farbfotos, Pappband. **DM 14,80/S 119.–**

Kalte Happen und Partysnacks
Canapés, Sandwiches, Pastetchen, Salate und Suppen. (5029) Von D. Peters. 64 S., 35 Farbfotos, Pappband. **DM 12,80/S 99.–**

Garnieren und Verzieren
(4236) Von R. Biller, 160 S., 329 Farbfotos, 57 Farbzeichnungen, Pappband. **DM 24,80/S 198.–**

Desserts
Puddings, Joghurts, Fruchtsalate, Eis, Gebäck, Getränke. (5020) Von M. Gutta, 64 S., 41 Farbfotos, Pappband. **DM 12,80/S 99.–**

Süße Nachspeisen
(0601) Von P. Lohmann, 96 S., 8 Farbtafeln, 28 Zeichnungen, kart. **DM 8,80/S 74.–**

Crêpes, Omeletts und Soufflés
Pikante und süße Spezialitäten. (5131) Von J. Rosenkranz, 64 S., 45 Farbfotos, Pappband. **DM 14,80/S 119.–**

Backen
(4113) Von M. Gutta, 240 S., 123 Farbfotos, Pappband. **DM 48,–/S 398.–**

Kuchen und Torten
Die besten und beliebtesten Rezepte. (5067) Von M. Sauerborn, 64 S., 79 Farbfotos, Pappband. **DM 12,80/S 99.–**

Schönes Hobby Backen
Erprobte Rezepte mit modernen Backformen. (0451) Von E. Blome, 96 S., 8 Farbtafeln, kart. **DM 7,80/S 69.–**

Backen, was allen schmeckt
Kuchen, Torten, Gebäck und Brot. (4166) Von E. Blome, 556 S., 447 Farbfotos, Pappband. **DM 24,80/S 198.–**

Meine Vollkornbackstube
Brot · Kuchen · Aufläufe. (0616) Von R. Raffelt, 96 S., 4 Farbtafeln, 4 s/w-Fotos, 8 Zeichnungen, kart. **DM 6,80/S 59.–**

Biologisch Backen
Neue Rezeptideen für Kuchen, Brote, Kleingebäck aus vollem Korn. (4174) Von M. Bustorf-Hirsch, 136 S., 15 Farbtafeln, 47 Zeichnungen, kart. **DM 14,80/S 119.–**

Selbst Brotbacken
Über 50 erprobte Rezepte. (0370) Von J. Schiermann, 80 S., 6 Zeichnungen, 4 Farbtafeln, kart. **DM 6,80/S 59.–**

Mehr Freude und Erfolg beim
Brotbacken
(4148) Von A. und G. Eckert. 160 S., 177 Farbfotos, Pappband. **DM 24,80/S 198,–**

Brotspezialitäten
knusprig backen – herzhaft kochen. (5088) Von J. W. Hochscheid und L. Helger, 64 S., 48 Farbfotos, Pappband. **DM 12,80/S 99.–**

Weihnachtsbäckerei
Köstliche Plätzchen, Stollen, Honigkuchen und Festtagstorten. (0682) Von M. Sauerborn, 32 S., 36 Farbfotos, Pappband. **DM 7,80/S 69.–**

Waffeln
süß und pikant. (0522) Von C. Stephan, 64 S., 8 Farbtafeln, kart. **DM 6,80/S 59.–**

Kochen für Diabetiker
Gesund und schmackhaft für die ganze Familie. (4132) Von M. Toeller, W. Schumacher, A. C. Groote, 224 S., 109 Farbfotos, 94 Zeichnungen, Pappband. **DM 29,80/S 239.–**

Neue Rezepte für Diabetiker-Diät
Vollwertig – abwechslungsreich – kalorienarm. (0418) Von M. Oehlrich, 120 S., 8 Farbtafeln, kart. **DM 9,80/S 79.–**

Schlemmertips für Figurbewußte
(0680) Von V. Kahn, 64 S., 8 Farbtafeln, kart. **DM 9,80/S 79.–**

Wer schlank ist, lebt gesünder
Tips und Rezepte zum Schlankwerden und -bleiben. (0562) Von R. Mainer, 80 S., 8 Farbtafeln, kart. **DM 8,80/S 74.–**

Kalorien – Joule
Eiweiß · Fett · Kohlenhydrate tabellarisch nach angelichen Mengen. (0374) Von M. Bormio, 88 S., kart., **DM 5.80/49.–**

Die 4444-Joule-Diät
Schlankessen mit Genuß. (0530) Von H. J. Fahrenkamp, 160 S., 8 Farbtafeln, kart., **DM 9,80/S 79.–**

Alles mit Joghurt
tagfrisch selbstgemacht. Mit vielen Rezepten. (0382) Von G. Volz, 88 S., 8 Farbtafeln, kart., **DM 7,80/S 69.–**

Die Brot-Diät
Ein Schlankheitsplan ohne Extreme. (0452) Von Prof. Dr. E. Menden und W. Aign, 92 S., 8 Farbtafeln, kart., **DM 7,80/S 69.–**

Gesund leben – schlank werden mit der
Bio-Kur
(0657) Von S. Winter. 144 S., 4 Farbtafeln, kart. **DM 9,80/S 79.–**

Miekes Kräuter- und Gewürzkochbuch
(0323) Von I. Persy und K. Mieke, 96 S., 8 Farbtafeln, kart. **DM 8,80/S 74,–**

Salate
(4119) Von C. Schönherr, 240 S., 115 Farbfotos, gebunden. **DM 48,–/S 389.–**

Dellkate Salate
für alle Gelegenheiten rund um's Jahr. (5002) Von E. Fuhrmann, 64 S., 50 Farbfotos, Pappband. **DM 12,80/S 99.–**

Das köstliche knackige Schlemmervergnügen.
Salate
(4165) Von V. Müller. 160 S., 80 Farbfotos, Pappband. **DM 24,80/S 198.–**

111 köstliche Salate
Erprobte Rezepte mit Pfiff. (0222) Von C. Schönherr, 96 S., 8 Farbtafeln, 30 Zeichnungen, kart. **DM 8,80/S 74.–**

Rohkost
Schmackhafte Gerichte für die gesunde Ernährung. (5044) Von I. Gabriel, 64 S., 53 Farbfotos, Pappband. **DM 12.80/S 99.–**

Joghurt, Quark, Käse und Butter
Schmackhaftes aus Milch hausgemacht. (0739) Von M. Bustorf-Hirsch. 32 S., 59 Farbabb., Pappband. **DM 7,80/S 69,–**

Die abwechslungsreiche Vollwertküche
Vitaminreich und naturbelassen kochen und backen. (4229) Von M. Bustorf-Hirsch, K. Siegel, 280 S., 31 Farbtafeln, 78 Zeichnungen, Pappband. **DM 36,–/S 319.–**

Alternativ essen
Die gesunde Sojaküche. (0553) Von U. Kolster, 112 S., 8 Farbtafeln, kart. **DM 9,80/S 79.–**

Das Reformhaus-Kochbuch
Gesunde Ernährung mit hochwertigen Naturprodukten. (4180) Von A. u. G. Eckert, 160 S. 15 Farbtafeln, Pappband. **DM 24,80/S 198.–**

Gesund kochen mit Keimen und Sprosen
(0794) Von M. Bustorf-Hirsch, 104 S., 8 Farbtafeln, 13 s/w-Zeichnungen, kart. **DM 8,80/S 74,–**

Die feine Vegetarische Küche
(4235) Von F. Faist, 160 S., 191 Farbfotos, Pappband. **DM 24,80/S 198.–**

Biologische Ernährung
für eine natürliche und gesunde Lebensweise. (4125) Von G. Leibold, 136 S., 15 Farbtafeln, 47 Zeichnungen, kart. **DM 14,80/S 119.–**

Gesunde Ernährung für mein Kind
(0776) Von M. Bustdorf-Hirsch, 96 S., 8 Farbtafeln, 5s/w Zeichnungen, kart. **DM 9,80/S 79.–**

Vitaminreich und naturbelassen
Biologisch Kochen
(4162) Von M. Bustorf-Hirsch, und K. Siegel, 144 S., 15 Farbtafeln 31 Zeichnungen, kart., **DM 14,80/S 119.–**

Gesund kochen
wasserarm · fettfrei · aromatisch. (4060) Von M. Gutta, 240 S., 16 Farbtafeln, Pappband. **DM 24,80/S 198.–**

Kräuter- und Heilpflanzen-Kochbuch
für eine gesunde Lebensweise. (4066) Von P. Pervenche, 143 S., 15 Farbtafeln. kart. **DM 14,80/S 119,–**

Pralinen und Konfekt
Kleine Köstlichkeiten selbstgemacht. (0731) Von H. Engelke, 32 S., 57 Farbfotos, Pappband. **DM 7,80/S 69,–**

Köstlichkeiten für Gäste und Feste
Kalte Platten
(4200) Von I. Pfliegner, 160 S., 130 Farbfotos, Pappband. **DM 24,80/S 198.–**

Kochen für Gäste
Köstliche Menüs mit Liebe zubereitet. (5149) Von R. Wesseler, 64 S., 40 Farbfotos, Pappband. **DM 14,80/S 119.–**

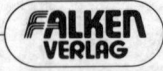

Die Preise entsprechen dem Status beim Druck dieses

Boguse à la carte
Französisch kochen mit dem Meister.
(4237) Von P. Bocuse, 88 S., 218 Farbfotos, Pappband. **DM 16,80/S 139,–**
Auch als Video-Kassette erhältlich

Kochschule mit Paul Bocuse
(6016/VHS, 6017/Video-2000,
6018 Beta), 60 Min. in Farbe
DM 69,–/S 619,–
(unverb. Preisempfehlung)

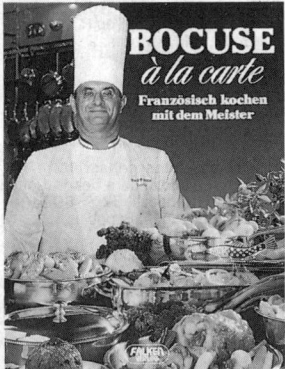

BOCUSE à la carte
Französisch kochen mit dem Meister

Natursammlers Kochbuch
Wildfrüchte und Gemüse, Pilze, Kräuter –
finden und zubereiten. (4040) Von
C. M. Kerler, 140 S., 12 Farbtafeln,
gebunden. **DM 19,80/S 159,–**

Neue Cocktails und Drinks
mit und ohne Alkohol. (0517) Von
S. Späth, 128 S., 4 Farbtafeln, kart.,
DM 9,80/S 79,–

Mixgetränke
mit und ohne Alkohol (5017) Von C. Arius,
64 S., 35 Farbtafeln, Pappband. **DM
12.80/S 99,–**

Cocktails und Mixereien
für häusliche Feste und Feiern. (0075)
Von J. Walker, 96 S., 4 Farbtafeln, kart.
DM 6,80/S 59,–

Die besten Punsche, Grogs und Bowlen
(0575) Von F. Dingden, 64 S., 2 Farbtafeln, kart. **DM 6,80/S 59,–**

Weine und Säfte, Liköre und Sekt
selbstgemacht. (0702) Von P. Arauner,
232 S., 76 Abb., kart. **DM 16,80/S 139,–**

Mitbringsel aus meiner Küche
selbst gemacht und liebevoll verpackt.
(0668) Von C. Schönherr, 32 S., 30 Farbfotos, Pappband. **DM 7,80/S 69,–**

Weinlexikon
Wissenswertes über die Weine der Welt.
(4149) Von U. Keller, 228 S., 6 Farbtafeln, 395 s/w-Fotos, Pappband.
DM 29,80/S 239,–

Köstliches Lebenselixier Wein
(2204) Von H. Steffan, 80 S., 73 Farbfotos, Pappband. **DM 9,80/S 85,–**

Von der Romantik der blauen Stunde
Cocktails und Drinks
(2209) Von S. Späth, 80 S., 25 Farbfotos
und Zeichnungen, Pappband.
DM 9,80/S 85,–

Vom Genuß des braunen Goldes Kaffee
(2213) Von H. Strutzmann. 80 S.,
49 Fotos, Pappband. **DM 9,80/S 85,–**

Heißgeliebter Tee
Sorten, Rezepte und Geschichten. (4114)
Von C. Maronde, 153 S., 16 Farbtafeln,
93 Zeichnungen, gebunden.
DM 24,80/S 198,–

Tee für Genießer.
Sorten · Riten · Rezepte. (0356) Von M.
Nicolin, 64 S., 4 Farbtafeln, kart.
DM 5,80/S 49,–

Tee
Herkunft · Mischungen · Rezepte. (0515)
Von S. Ruske, 96 S., 4 Farbtafeln,
16 s/w Abbildungen, Pappband.
DM 9,80/S 79,–

Vom höchsten Genuß des Teetrinkens
(2201) Von I. Ubenauf, 80 S., 57 Farbfotos, Pappband. **DM 9,80/S 85,–**

Kinder lernen spielend backen
(5110) Von M. Gutta, 64 S., 45 Farbfotos,
Pappband. **DM 12,80/S 99,–**

Kinder lernen spielend kochen
Lieblingsgerichte mit viel Spaß selbst
zubereitet. (5096) Von M. Gutta, 64 S.,
45 Farbfotos, Pappband.
DM 12,80/S 99,–

Hobby

Aquarellmalerei
als Kunst und Hobby.
(4147) Von H. Haack und B. Wersche,
136 S., 62 Farbfotos, 119 Zeichnungen,
gebunden **DM 39,–/S 319,–**

Aquarellmalerei
Materialien · Techniken · Motive.
(5099) Von Th. Hinz, 64 S., 79 Farbfotos, Pappband. **DM 12,80/S 99,–**

Hobby Origami
Papierfalten für groß und klein.
(0756) Von Z. Aytüre-Scheele, 88 S.,
über 800 Farbfotos, kart.
DM 19,80/S 159,–

Origami –
Die Kunst des Papierfaltens. (0280)
Von R. Harbin, 160 S., 633 Zeichnungen,
kart. **DM 9,80/S 79,–**

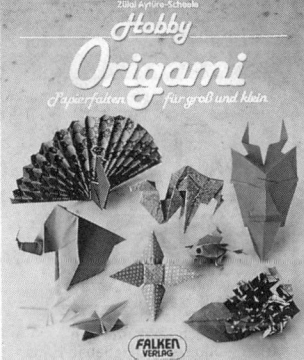

Zülal Aytüre-Scheele
Hobby Origami
Papierfalten für groß und klein
FALKEN VERLAG

Weihnachtsbasteleien
(0667) Von M. Kühnle und S. Beck, 32 S.,
50 Farbfotos, 6 Zeichnungen, Pappband.
DM 7,80/S 69,–

Falken Handbuch Zeichnen und Malen
(4167) Von B. Bagnall, 336 S., 1154 Farbabb., Pappband. **DM 68,–/S 549,–**

Naive Malerei
Materialien · Motive · Techniken
(5083) Von F. Krettek, 64 S., 76 Farbfotos, Pappband. **DM 12,80/S 99,–**

Bauernmalerei
als Kunst und Hobby. (4057) Von A. Gast
und H. Stegmüller, 128 S., 239 Farbfotos, 26 Riß-Zeichnungen, gebunden.
DM 39,–/S 319,–

Hobby Bauernmalerei
(0436) Von S. Ramos und J. Roszak,
80 S., 116 Farbfotos und 28 Motivvorlagen, kart. **DM 19,80/S 159,–**

Bauernmalerei
Kreatives Hobby nach alter Volkskunst
(5039) Von S. Ramos, 64 S., 85 Farbfotos, Pappband. **DM 12,80/S 99,–**

Glasmalerei
als Kunst und Hobby. (4088) Von
F. Krettek und S. Beeh-Lustenberger,
132 S., 182 Farbfotos, 38 Motivvorlagen,
gebunden. **DM 39,–/S 319,–**

Naive Hinterglasmalerei
Materialien · Techniken · Bildvorlagen
(5145) Von F. Krettek, 64 S., 87 Farbfotos, 6 Zeichnungen, Pappband.
DM 16,80/S 139,–

Glasritzen
Materialien · Formen · Motive. (5109)
Von G. Mègroz, 64 S., 110 Farbfotos,
15 Zeichnungen, Pappband.
DM 14,80/S 119,–

Kunstvolle Seidenmalerei
Mit zauberhaften Ideen zum Nachgestal-
ten. (0783) Von I. Demharter, 32 S.,
56 Farbfotos, kart. **DM 7,80/S 74,–**

Zauberhafte Seidenmalerei
Materialien · Techniken · Gestaltungs-
vorschläge. (0664) Von E. Dorn, 32 S.,
62 Farbfotos, Pappband.
DM 7,80/S 69,–

Hobby Seidenmalerei
(0611) Von R. Henge, 88 S.,
106 Farbfotos, 28 Zeichnungen, kart.
DM 19,80/S 159,–

Hobby Stoffdruck und Stoffmalerei
(0555) Von A. Ursin, 80 S., 68 Farbfotos,
68 Zeichnungen, kart.
DM 19,80/S 159,–

Stoffmalerei und Stoffdruck
Materialien · Techniken · Ideen · Modelle
(5074) Von H. Gehring, 64 S., 110 Farbfotos, Pappband. **DM 12,80/S 99,–**

Batik
leicht gemacht. Materialien · Färbe-
techniken · Gestaltungsideen. (5112) Von
A. Gast, 64 S., 105 Farbfotos, Pappband.
DM 12,80/ S 99,–

Textilfärben
Färben so einfach wie Waschen. (0693)
Von W. Siegrist, P. Schärli, 32 S., 47 Farb-
fotos, 3 Zeichnungen, Spiralbindung.
DM 12,80/S 99,–

Schöne Geschenke selbermachen
(4128) Von M. Kühnle, 128 S.,
278 Farbfotos, 85 farbige Zeichnungen,
gebunden. **DM 39,–/S 319,–**

Flechten
mit Bast, Stroh und Peddigrohr. (5098)
Von H. Hangleiter, 64 S., 47 Farbfotos,
76 Zeichnungen, Pappband.
DM 12,80/S 99,–

Makramee
Knüpfarbeiten leicht gemacht. (5075)
Von B. Pröttel, 64 S., 95 Farbfotos,
Pappband. **DM 12,80/S 99,–**

Häkeln und Makramee
Techniken · Geräte · Arbeitsmuster.
(0320) Von M. Stradal, 104 S., 191 Abb.
und Schemata, kart. **DM 6,80/S 59,–**

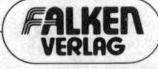

FALKEN VERLAG

Häkeln
Schritt für Schritt für Rechts- und Links-
händer. (5134) Von H. Klaus, 64 S.,
120 Farbfotos, 144 Zeichnungen,
Pappband. **DM 14,80**/S 119,–

Klöppeln
Schritt für Schritt leicht gelernt. (0788)
Von U. Seiffer, 32 S., 42 Farb-, 1 s/w-u.
25 2-3-farbige Fotos mit Klöppelbriefen,
Pappband. **DM 9,80**/S 79,–

Sticken
Schritt für Schritt für Rechts- und Links-
händer. (5135) Von U. Werner, 64 S.,
196 Farbfotos, 96 Zeichnungen, Pappband. **DM 14,80**/S 119,–

Monogrammstickerei
Mit Vorlagen für Initialen, Vignetten und
Ornamente. (5148) Von H. Fuchs, 64 S.,
50 Farbfotos, 50 Zeichnungen, Pappband. **DM 14,80**/S 119,–

Falken-Handbuch **Stricken**
ABC der Stricktechniken und Strick-
muster in ausführlichen Schritt-für-
Schritt-Bildfolgen. (4137) Von M. Natter,
312 S., 106 Farb- und 922 s/w-Fotos,
318 Zeichnungen, Pappband.
DM 29,80/S 239,–

Bestrickend schöne Ideen
Pullover, Westen, Ensembles, Jacken
(4178) Von R. Weber, 208 S., 220 Farbfotos, 358 Zeichnungen, Pappband.
DM 29,80/S 239,–

Chic in Strick
Neue Pullover
Westen · Jacken · Kleider · Ensembles.
(4224) Hrsg. R. Weber, 192 S., 255 Farbabb., Pappband. **DM 29,80**/S 239,–

Stricken
Schritt für Schritt für Rechts- und Links-
händer. (5142) Von S. Oelwein-Schefczik,
64 S., 148 Farbfotos, 173 Zeichnungen,
Pappband. **DM 14,80**/S 119,–

Kuscheltiere stricken und häkeln
Arbeitsanleitungen und Modelle. (0734)
Von B. Wehrle, 32 S., 60 Farbfotos,
28 Zeichnungen, Spiralbindung.
DM 7,80/S 69,–

Hobby Patchwork und Quilten
(0768) Von B. Staub-Wachsmuth, 80 S.,
108 Farbabb., 43 Zeichnungen, kart.
DM 19,80/S 159,–

Textiles Gestalten
Weben, Knüpfen, Batiken, Sticken,
Objekte und Strukturen. (5123) Von
J. Fricke, 136 S., 67 Farb- und 189 s/w-
Fotos, 15 Zeichnungen, kart.
DM 16,80/S 139,–

Gestalten mit Glasperlen
fädeln · sticken · weben (0640) Von
A. Köhler, 32 S., 55 Farbfotos, Spiralbindung. **DM 6,80**/S 59,–

Neue zauberhafte Salzteig-Ideen
(0719) Von I. Kiskalt, 80. S., 320 Farbfotos, 12 Zeichnungen, kart.
DM 19,80/S 159,–

Hobby Salzteig
(0662) Von I. Kiskalt, 80 S., 150 Farbfotos, 5 Zeichnungen, Schablonen, kart.
DM 19,80/S 159,–

Gestalten mit Salzteig
formen · bemalen · lackieren. (0613) Von
W.-U. Cropp, 32 S., 56 Farbfotos,
17 Zeichnungen, Pappband.
DM 7,80/S 69,–

**Buntbemalte Kunstwerke aus
Salzteig**
Figuren, Landschaften und Wandbilder.
(5141) Von G. Belli, 64 S., 165 Farbfotos,
1 Zeichnung, Pappband.
DM 12,80/S 99,–

Kreatives Gestalten mit Salzteig
Originelle Motive für Fortgeschrittene.
(0769) Hrsg. I. Kiskalt, 80 S., 168 Farbfotos, kart. **DM 19,80**/S 159,–

Videokassette Salzteig
(6010/VHS, 6011/Video 2000,
6012/Beta) Von I. Kiskalt, Dr. A. Teuchert,
in Farbe, ca. 35 Min. **DM 68,–**/ S 612,–
Unverb. Preisempfehlung

Tiffany-Spiegel selbermachen
Materialien · Arbeitsanleitung · Vorlagen.
(0761) Von R. Thomas, 32 S., 53 Farbfotos, Pappband. **DM 7,80**/S 69,–

Tiffany-Lampen selbermachen
Arbeitsanleitung · Materialien · Modelle.
(0684) Von I. Spliethoff, 32 S., 60 Farbfotos, Pappband. **DM 7,80**/S 69,–

Hobby Glaskunst in Tiffany-Technik
(0781) Von N. Köppel, 80 S., 194 Farbfotos, 6 s/w-Abb., kart.,
DM 19,80/S 159,–

Kerzen und Wachsbilder
gießen · modellieren · bemalen. (5108)
Von Ch. Riess, 64 S., 110 Farbfotos,
Pappband. **DM 12,80**/S 99,–

Hobby Holzschnitzen
Von der Astholzfigur zur Vollplastik.
(5101) Von H.-D. Wilden, 112 S., 16 Farbtafeln, 135 s/w-Fotos, kart.
DM 16,80/S 139,–

Bastelspaß mit der Laubsäge
Mit Schnittmusterbogen für viele Modelle
in Originalgröße. (0741) Von L. Giesche,
M. Bausch, 32 S., 61 Farbfotos, 7 Zeich-
nungen, Schnittmusterbogen, Pappband.
DM 9,80/S 79,–

Falken-Heimwerker-Praxis
Tapezieren
(0743) Von W. Nitschke, 112 S., 186 Farbfotos, 9 Zeichnungen, kart.
DM 19,80/S 159,–

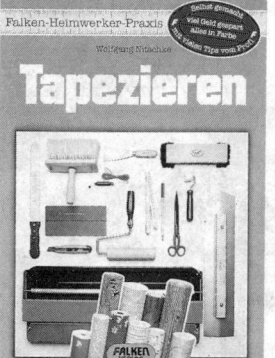

Falken-Handbuch **Heimwerken**
Reparieren und selbermachen in Haus
und Wohnung – über 1100 Farbfotos.
Sonderteil: Praktisches Energiesparen.
(4117) Von Th. Pochert, 440 S.,
1103 Farbfotos. 100 ein- und zweifarbige
Abb., gebunden. **DM 49,–**/S 398,–

Restaurieren von Möbeln
Stilkunde, Materialien, Techniken,
Arbeitsanleitungen in Bildfolgen.
(4120) Von E. Schnaus-Lorey, 152 S.,
464 Zeichnungen, s/w-und Farbfotos,
gebunden. **DM 39,–**/ S 319,–

**Möbel aufarbeiten, reparieren und
pflegen**
(0386) Von E. Schnaus-Lorey, 96 S.,
28 Fotos und 101 Zeichnungen, kart.,
DM 9,80/S 79,–

**Vogelhäuschen, Nistkästen, Vogel-
tränken** mit Plänen und Anleitungen
zum Selbstbau. (0695) Von J. Zech,
32 S., 42 Farbfotos, 5 Zeichnungen,
Pappband. **DM 7,80**/S 69,–

Papiermachen
ein neues Hobby. (5105) Von R. Weiden-
müller, 64 S., 84 Farbfotos, 9 s/w-Fotos,
14 Zeichnungen, Pappband.
DM 16,80/S 139,–

**Schmuck und Objekte aus Metall und
Email**
(5078) Von J. Fricke, 120 S., 183 Abb.,
kart. **DM 16,80**/S 139,–

Strohschmuck selbstgebastelt
Sterne, Figuren und andere Dekorationen
(0740) Von E. Rombach, 32 S., 60 Farbfotos, 17 Zeichnungen, Pappband.
DM 7,80/S 69,–

Das Herbarium
Pflanzen sammeln, bestimmen und
pressen. (5113) Von I. Gabriel, 96 S.,
140 Farbfotos, Pappband.
DM 16,80/S 139,–

Gestalten mit Naturmaterialien
Zweige, Kerne, Federn, Muscheln und
anderes. (5128) Von I. Krohn, 64 S.,
101 Farbfotos, 11 farbige Zeichnungen,
Pappband. **DM 14,80**/S 119,–

Dauergestecke
mit Zweigen, Trocken- und Schnittblumen.
(5121) Von G. Vocke, 64 S., 57 Farbfotos,
Pappband. **DM 14,80**/S 119,–

Ikebana
Einführung in die japanische Kunst des
Blumensteckens. (0548) Von G. Vocke,
152 S., 47 Farbfotos, kart.
DM 19,80/S 159,–

Blumengestecke im Ikebanastil
(5041) Von G. Vocke, 64 S., 37 Farbfotos, viele Zeichnungen, Pappband.
DM 14,80/S 119,–

Hobby Trockenblumen
Gewürzsträuße, Gestecke, Kränze,
Buketts. (0643) Von R. Strobel-Schulze,
88 S., 170 Farbfotos, kart.
DM 19,80/S 159,–

Hobby Gewürzsträuße
und zauberhafte Gebinde nach Salz-
burger Art. (0726) Von A. Ott, 80 S.,
101 Farbfotos, 51 farbige Zeichnungen,
kart. **DM 19,80**/S 159,–

Trockenblumen und Gewürzsträuße
(5084) Von G. Vocke, 64 S., 63 Farbfotos, Pappband. **DM 12,80**/S 99,–

Arbeiten mit Ton
Töpfern mit und ohne Scheibe.
(5048) Von J. Fricke, 128 S., 15 Farbtafeln, 166 s/w-Fotos, kart.
DM 14,80/S 119,–

Töpfern
als Kunst und Hobby. (4073) Von
J. Fricke, 132 S., 37 Farbfotos, 222 s/w-
Fotos, gebunden. **DM 39,–**/S 319,–

Schöne Sachen modellieren
Originelles aus Cernit – ideenreich
gestaltet. (0762) Von G. Thelen, 32 S.,
105 Farbfotos, Pappband.
DM 7,80/S 69,–

Modellieren
mit selbsthärtendem Material. (5085)
Von K. Reinhardt, 64 S., 93 Farbfotos,
Pappband. **DM 12,80**/S 99,–

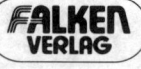

Formen mit Backton
Töpfern ohne Brennofen. (0612) Von
A. Köhler, 32 S., 51 Farbfotos, Spiral-
bindung. **DM 7,80**/S 69,–

Keramik kreativ gestalten
(5072) Von E. Stark, 64 S., 117 Farbfotos, 2 Zeichnungen, Pappband.
DM 12,80/S 99,–

Formen gießen und bemalen
(0639) Von H. Berger, 32 S., 46 Farbfotos, Spiralbindung. **DM 6,80**/S 59,–

Porzellanpuppen
Zauberhafte alte Puppen selbst nach-
bilden. (5138) Von C. Ann und D. Stanton,
64 S., 58 Farbfotos, 23 Zeichnungen,
Pappband. **DM 16,80**/S 139,–

Marionetten
entwerfen · gestalten · führen (5118) Von
A. Krause und A. Bayer, 64 S., 83 Farbfotos, 2 s/w-Fotos, 40 Zeichnungen,
Pappband. **DM 14,80**/S 119,–

Hobby Puppen
Bezaubernde Modelle selbst gestalten.
(0742) Von B. Wenzelburger, 88 S.,
163 Farbfotos, 41 Zeichnungen,
11 Schnittmuster, kart.
DM 19,80/S 159,–

**Puppen und Figuren aus Kunst-
porzellan**
gießen, bemalen und gestalten. (0735)
Von G. Baumgarten, 32 S., 86 Farbfotos,
Pappband. **DM 9,80**/ S 79,–

Die liebenswerte Welt der **Puppen**
(2212) Von U. D. Damrau, 80 S., 60 Farbfotos, Pappband. **DM 9,80**/S 85,–

Selbstgestrickte Puppen
Materialien und Arbeitsanleitungen.
(0638) Von B. Wehrle, 32 S., 23 Farbfotos, 24 Zeichnungen, Spiralbindung.
DM 7,80/S 69,–

Dekorative Rupfenpuppen
Arbeitsanleitungen und Gestaltungsvor-
schläge. (0733) Von B. Wenzelburger,
32 S., 57 Farbfotos, 14 Zeichnungen,
Spiralbindung. **DM 7,80**/S 69,–

**Schritt für Schritt zum Scheren-
schnitt**
Materialien · Techniken · Gestaltungsvor-
schläge. (0732) Von H. Klingmüller,
32 S., 38 Farbfotos, 34 Vorlagen, Spiralbindung. **DM 7,80**/S 69,–

Garagentore selbst bemalt
Techniken und Motive. (0786) Von
H. u. Y. Nadolny, 32 S., 34 Farbfotos,
12 s/w-Zeichnungen, Pappband.
DM 9,80/S 79,–

Freizeit

Aktfotografie
Interpretationen zu einem unerschöpf-
lichen Thema.
Gestaltung · Technik · Spezialeffekte.
(0737) Von H. Wedewardt, 88 S.,
144 Farb- und 6 s/w-Fotos, 6 Zeichnungen, kart. **DM 19,80**/S 159,–

Videokassette Aktfotografie
Laufzeit ca. 60 Min. In Farbe.
VHS (6001), Video 2000 (6002),
Beta (6003) **DM 98,**–/S 882,–
(unverb. Preisempfehlung)

So macht man bessere Fotos
Das meistverkaufte Fotobuch der Welt.
(0614) Von M. L. Taylor, 192 S., 457 Farbfotos, 15 Abb., kart. **DM 14,80**/S 119,–

Falken-Handbuch
Dunkelkammerpraxis
Laboreinrichtung · Arbeitsabläufe ·
Fehlerkatalog. (4140) Von Eugen Pauli,
200 S., 54 Farbfotos, 239 s/w-Fotos,
171 Zeichnungen, Pappband.
DM 39,–/S 319,–

Falken-Handbuch **Trickfilmen**
Flach-, Sach- und Zeichentrickfilme – von
der Idee zur Ausführung. (4131) Von
H.-D. Wilden, 144 S., über 430 überwie-
gend farbige Abb., Pappband.
DM 39,–/S 319,–

Moderne Schmalfilmpraxis
Ausrüstungen · Drehbuch · Aufnahme
Schnitt · Vertonung. (4043) Von U. Ney,
328 S., 29 Farbfotos, 177 s/w-Fotos,
57 Zeichnungen, gebunden.
DM 29,80/S 239,–

Schmalfilmen
Ausrüstung · Aufnahmepraxis · Schnitt
Ton. (0342) Von U. Ney, 108 S., 4 Farb-
tafeln, 25 s/w-Fotos, kart.
DM 9,80/S 79,–

Schmalfilme selbst vertonen
(0593) Von U. Ney, 96 S., 57 s/w-Fotos,
14 Zeichnungen, kart. **DM 9,80**/S 79,–

Falken-Handbuch **Videofilmen**
Systeme, Kameras, Aufnahme, Ton und
Schnitt. (4093) Von P. Lanzendorf,
288 S., 8 Farbtafeln, 165 s/w-Fotos,
25 Zeichnungen, gebunden.
DM 36,–/S 298,–

Fotografie – Das Schöne als Ziel
Zur Ästhetik und Psychologie der visuel-
len Wahrnehmung. (4122) Von E. Stark,
208 S., 252 Farbfotos, 63 Zeichnungen,
Ganzleinen. **DM 78,**–/S 624,–

Freude am Fotografieren
Die neue praktische Fotoschule mit über
500 Farbfotos. (4127) Von der Fach-
redaktion Kodak, 312 S., 536 Farbfotos,
90 s/w-Fotos, 13 Zeichnungen,
Pappband. **DM 48,**–/S 398,–

Ferngelenkte Motorflugmodelle
bauen und fliegen. (0400) Von W. Thies,
184 S., mit Zeichnungen und Detail-
plänen, kart. **DM 16,80**/S 139,–

Modellflug-Lexikon
(0549) Von W. Thies, 280 S.,
98 s/w-Fotos, 231 Zeichnungen,
Pappband. **DM 36,**–/S 298,–

Flugmodelle
bauen und einfliegen. (0361) Von W.
Thies und Willi Rolf, 160 S., 63 Abb.,
7 Faltpläne, kart. **DM 12,80**/S 99,–

CB-Code
Wörterbuch und Technik. (0435) Von
R. Kerler, 120 S., mit technischen Abb.,
kart. **DM 9,80**/S 79,–

Kleine Welt auf Rädern
Das faszinierende Spiel mit **Modelleisenbahnen** (4175) Von F. Eisen, 256 S.,
72 Farb- und 180 s/w-Fotos, 25 Zeichnungen, Pappband. **DM 29,80**/S 239,–

Modelleisenbahnen im Freien
Mit Volldampf durch den Garten. (4245)
Von F. Eisen, 96 S., 115 Farb-, 4 s/w-
Fotos, 5 Zeichnungen, Pappband.
DM 29,80/S 239,–

Raketen auf Rädern
Autos und Motorräder an der Schall-
grenze. (4220) Von H. G. Isenberg, 96 S.,
112 großformatige Farbfotos, 21 s/w-
Fotos, Pappband. **DM 24,80**/S 198,–

Die rasantesten Rallyes der Welt
(4213) Von H. G. Isenberg und D.
Maxeiner, 96 S., 116 großformatige Farbfotos, Pappband. **DM 24,80**/S 198,–

Die schnellsten Autos der Welt
(4201) Von H. G. Isenberg und D.
Maxeiner, 96 S., 110 meist vierfarbige
Abb., Pappband. **DM 24,80**/S 198,–

Trucks
Giganten der Landstraßen in aller Welt.
(4222) Von H. G. Isenberg, 96 S.,
131 Farbfotos, Pappband.
DM 24,80/S 198,–

Ferngelenkte Elektromodelle
bauen und fliegen. (0700) Von W. Thies,
144 S., 52 s/w-Fotos, 50 Zeichnungen,
kart. **DM 16,80**/139,–

Schiffsmodelle
selber bauen. (0500) Von D. und R. Loch-
ner, 200 S., 93 Zeichnungen, 2 Faltpläne,
kart. **DM 14,80**/S 119,–

Dampflokomotiven
(4204) Von W. Jopp, 96 S., 134 großformatige Farbfotos, Pappband.
DM 24,80/S 198,–

Zivilflugzeuge
Vom Kleinflugzeug zum Überschall-Jet.
(4218) Von R. J. Höhn und H. G.
Isenberg, 96 S., 115 großformatige Farbfotos, Pappband. **DM 24,80**/S 198,–

Ferngelenkte Segelflugmodelle
bauen und fliegen. (0446) Von W. Thies,
176 S., 22's/w-Fotos, 115 Zeichnungen,
kart. **DM 14,80**/S 119,–

Die schnellsten Motorräder der Welt
(4206) Von H. G. Isenberg und D.
Maxeiner, 96 S., 100 großformatige
Farbfotos, Pappband. **DM 24,80**/S 198,–

Motorrad-Hits
Chopper, Tribikes, Heiße Öfen. (4221)
Von H. G. Isenberg, 96 S., 119 Farbfotos,
Pappband. **DM 24,80**/S 198,–

Die Super-Motorräder der Welt
(4193) Von H. G. Isenberg, 192 S.,
170 Farb- und 100 s/w-Fotos, Pappband.
DM 39,–/S 319,–

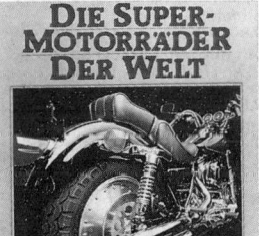

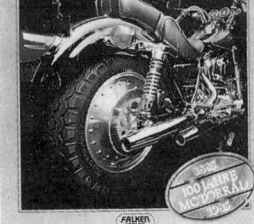

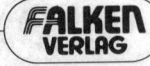

Motorrad-Faszination
Heiße Öfen, von denen jeder träumt.
(4223) Von H. G. Isenberg, 96 S.,
103 Farb- und 20 s/w-Fotos, Pappband.
DM 24,80/S 198,–

Autos, die die Welt bewegten
Oldtimer
(2217) Von H. G. Isenberg, 80 S.,
32 Farb- und 22 s/w-Fotos, Pappband.
DM 9,80/S 85,–

Münzen
Ein Brevier für Sammler. (0353) Von
E. Dehnke, 128 S., 4 Farbtafeln, 17 s/w-
Abb., kart. **DM 9,80**/S 79.–

Astronomie als Hobby
Sternbilder und Planeten erkennen und
benennen. (0572) Von D. Block, 176 S.,
16 Farbtafeln, 49 s/w-Fotos, 93 Zeichnungen, kart. **DM 14.80**/S 119.–

Der Bart
Die individuelle Note des Mannes. (2222)
Von H. Strutzmann, 80 S., 58 Farbfotos,
Pappband. **DM 9,80**/S 85,–

Gitarre spielen
Ein Grundkurs für den Selbstunterricht.
(0534) Von A. Roßmann, 96 S., 1 Schall-
folie, 150 Zeichnungen, kart.
DM 24,80/S 198.–

Falken-Handbuch **Zaubern**
Über 400 verblüffende Tricks. (4063)
Von F. Stutz, 368 S., 1200 Zeichnungen,
geb. **DM 29,80**/S 239.–

Zaubern
einfach – aber verblüffend. (2018) Von
D. Buoch, 84 S., 41 Zeichnungen, kart.
DM 6,80/S 59.–

Zaubertricks
Das große Buch der Magie. (0282) Von
J. Zmeck, 244 S., 113 Abb., kart.
DM 14,80/S 119.–

Magische Zaubereien
(0672) Von W. Widenmann, 64 S.,
31 Zeichnungen, kart. **DM 7,80**/S 69.–

Pfeife rauchen
Die hohe Kunst, Tabak zu genießen.
(2203) Von W. Hufnagel, 80 S., 77 Farbfotos, 4 s/w-Fotos, 11 Zeichnungen,
Pappband. **DM 9,80**/S 85.–

Mit vollem Genuß **Pfeife rauchen**
Alles über Tabaksorten, Pfeifen und
Zubehör. (4227) Von H. Behrens,
H. Frickert, 168 S., 127 Farbfotos,
18 Zeichnungen, Pappband.
DM 39,–/S 319,–

Mineralien, Steine und Fossilien
Grundkenntnisse für Hobby-Sammler.
(0437) Von D. Stobbe, 96 S., 16 Farbtafeln, 14 s/w-Fotos, 10 Zeichnungen,
kart. **DM 9,80**/S 79.–

Vom verführerischen Feuer der
Edelsteine
(2221) Von H. A. Mehler, M. Klotz, 80 S.,
46 Farbfotos, Pappband.
DM 9,80/S 85,–

Freizeit mit dem Mikroskop
(0291) Von M. Deckart, 132 S.,
69 s/w-Fotos, 4 Zeichnungen, kart.
DM 9,80/S 79.–

Briefmarken
sammeln für Anfänger. (0481) Von
D. Stein, 120 S., 4 Farbtafeln,
98 s/w-Abb., kart. **DM 7,80**/S 69.–

Wir lernen tanzen
Standard- und lateinamerikanische
Tänze. (0200) Von E. Fern, 168 S.,
118 s/w-Fotos, 47 Zeichnungen, kart.
DM 9,80/S 79,–

Tanzstunde
Das Welttanzprogramm · Party-Tanz-
stunde. (5018) Von G. Hädrich, 172 S.,
443 s/w-Fotos, 140 Zeichnungen,
Pappband. **DM 19.80**/S 159.–

So tanzt man Rock'n'Roll
Grundschritte · Figuren · Akrobatik.
(0573) Von W. Steuer und G. Marz,
224 S., 303 Abb., kart.
DM 16,80/ S 139.–

Disco-Tänze
(0491) Von B. und F. Weber, 104 S.,
104 Abb., kart. **DM 6,80**/S 59.–

Tanzen überall
Discofox, Rock'n'Roll, Blues, Langsamer
Walzer, Cha-Cha-Cha zum Selberlernen.
(0760) Von H. M. Pritzer, 112 S.,
128 Farbfotos, kart. **DM 19,80**/S 159,–

Videokassette **Tanzen überall**
Discofox, Rock'n'Roll, Blues. (6004/VHS,
6005/Video 2000, 6006/Beta) Von
H. M. Pritzer, G. Steinheimer, in Farbe,
ca. 45 Min. **DM 98,**–/S 882,–
(unverb. Preisempfehlung)

Wir wandern, wir wandern...
Romantisches Deutschland
(4168) Hrsg. H. Bücken, 160 S., durchgehend 4-farbig, über 350 Fotos,
Pappband. **DM 29,80**/S 239,–

**Unser schönes Deutschland
neu gesehen**
(4199) Hrsg. U. Moll, 208 S., 800 Farbfotos, Pappband. **DM 29,80**/S 239,–

Schwarzwald-Romantik
Vom Zauber einer deutschen Landschaft.
(4232) Hrsg. A. Rolf, 184 S., 273 Farbfotos, Pappband. **DM 29,80**/S 239,–

Sport

Judo
Grundlagen des Stand- und Boden-
kampfes. (4013) Von W. Hofmann,
244 S., 589 Fotos, Pappband.
DM 29,80/S 239.–

Neue Lehrmethoden der Judo-Praxis
(0424) Von P. Herrmann, 223 S.,
475 Abb., kart. **DM 16,80**/S 139.–

Judo
Grundlagen – Methodik. (0305) Von
M. Ohgo, 208 S., 1025 Fotos, kart.
DM 14,80/S 119.–

Wir machen Judo
(5069) Von R. Bonfranchi und U. Klocke,
92 S., mit Bewegungsabläufen in
cartoonartigen zweifarbigen Zeichnungen, kart. **DM 12,80**/S 99.–

Fußwürfe
für Judo, Karate und Selbstverteidigung.
(0439) Von H. Nishioka, 96 S., 260 Abb.,
kart. **DM 9,80**/S 79.–

Karate für alle
Karate-Selbstverteidigung in Bildern.
(0314) Von A. Pflüger, 112 S., 356 s/w-
Fotos, kart. **DM 9,80**/S 79.–

Karate für Frauen und Mädchen
Sport und Selbstverteidigung. (0425)
Von A. Pflüger, 168 S., 259 s/w-Abb.,
kart. **DM 9,80**/S 79.–

**Das Karate-Buch für Ereignis seit Jahren!
Alles Wissen über KARATE – die hohe
Kunst der Selbstverteidigung – in
einer 8bändigen Buchserie.**

Nakayamas Karate perfekt 1
Einführung. (0487) Von M. Nakayama,
136 S., 605 s/w-Fotos, kart.
DM 19,80/S 159.–

Nakayamas Karate perfekt 2
Grundtechniken. (0512) Von
M. Nakayama, 136 S., 354 s/w-Fotos,
53 Zeichnungen, kart.
DM 19,80/S 159.–

Nakayamas Karate perfekt 3
Kumite 1: Kampfübungen. (0538) Von
M. Nakayama, 128 S., 424 s/w-Fotos,
kart. **DM 19,80**/S 159.–

Nakayamas Karate perfekt 4
Kumite 2: Kampfübungen. (0547) Von
M. Nakayama, 128 S., 394 s/w-Fotos,
kart. **DM 19,80**/S 159.–

Nakayamas Karate perfekt 5
Kata 1: Heian, Tekki. (0571) Von
M. Nakayama, 144 S., 1229 s/w-Fotos,
kart. **DM 19,80**/S 159.–

Nakayamas Karate perfekt 6
Kata 2: Bassai-Dai, Kanku-Dai.
(0600) Von M. Nakayama, 144 S.,
1300 s/w-Fotos, 107 Zeichnungen, kart.
DM 19,80/S 159.–

Nakayamas Karate perfekt 7
Kata 3: Jitte, Hangetsu, Empi. (0618)
Von M. Nakayama, 144 S., 1988 s/w-
Fotos, 105 Zeichnungen, kart.
DM 19,80/S 159.–

Nakayamas Karate perfekt 8
Gankaku, Jion. (0650) Von
M. Nakayama, 144 S., 1174 s/w-Fotos,
99 Zeichnungen, kart. **DM 19,80**/S 159.–

Kontakt-Karate
Ausrüstung · Technik · Training. (0396)
Von A. Pflüger, 112 S., 238 s/w-Fotos,
kart. **DM 14,80**/S 119.–

Karate-Do
Das Handbuch des modernen Karate.
(4028) Von A. Pflüger, 360 S., 1159 Abb.,
Pappband. **DM 39,–**/S 319.–

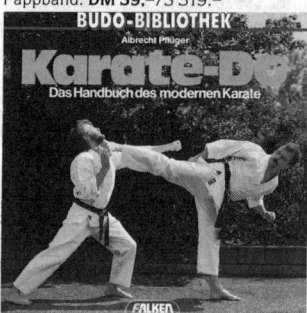
BUDO-BIBLIOTHEK
Albrecht Pflüger
Karate-Do
Das Handbuch des modernen Karate

Bo-Karate
Kukishin-Ryu – die Techniken des Stock-
kampfes. ((0447) Von G. Stiebler, 176 S.,
424 s/w-Fotos, 38 Zeichnungen, kart.
DM 16,80/S 139.–

Karate I
Einführung · Grundtechniken. (0227)
Von A. Pflüger, 148 S., 195 s/w-Fotos
und 120 Zeichnungen, kart.
DM 9,80/S 79.–

Karate II
Kombinationstechniken · Katas. (0239)
Von A. Pflüger, 176 S., 452 s/w-Fotos
und Zeichnungen, kart.
DM 9,80/S 79.–

Karate Kata 1
Heian 1-5, Tekki 1, Bassai Dai. (0683)
Von W.-D. Wichmann, 164 S., 703 s/w-
Fotos, kart. **DM 19,80**/S 159.–

Ninja 1
Die Lehre der Schattenkämpfer. (0758)
Von S. K. Hayes, 144 S., 137 s/w-Fotos,
kart. **DM 16,80**/S 139.–

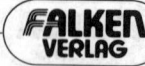
FALKEN VERLAG

Die Preise entsprechen dem Status beim Druck dieses

Ninja 2
Die Wege zum Shoshin (0763) Von
S. K. Hayes 160 S., 309 s/w-Fotos, kart.
DM 16,80/S 139.–
Der König des Kung-Fu
Bruce Lee
Sein Leben und Kampf. (0392) Von
seiner Frau Linda. 136 S., 104 s/w-Fotos,
kart. **DM 19,80**/S 159.–

Bruce Lees Kampfstil 1
Grundtechniken. (0473) Von B. Lee und
M. Uyehara, 109 S., 220 Abb., kart.
DM 9,80/S 79.–

Bruce Lees Kampfstil 2
Selbstverteidigungs-Techniken. (0486)
Von B. Lee und M. Uyehara, 128 S.,
310 Abb., kart. **DM 9,80**/S 79.–

Bruce Lees Kampfstil 3
Trainingslehre. (0503) Von B. Lee und
M. Uyehara, 112 S., 246 Abb., kart.
DM 9,80/S 79.–

Bruce Lees Kampfstil 4
Kampftechniken. (0523) Von B. Lee und
M. Uyehara, 104 S., 211 Abb., kart.
DM 9,80/S 79.–

Bruce Lees Jeet Kune Do
(0440) Von B. Lee, übersetzt von H.-J.
Hesse, 192 S., mit 105 eigenhändigen
Zeichnungen von B. Lee, kart.
DM 19,80/S 159.–

Ju-Jutsu 1
Grundtechniken – Moderne Selbstverteidigung. (0276) Von W. Heim und
F. J. Gresch, 160 S., 460 s/w-Fotos,
8 Zeichnungen, kart. **DM 9,80**/S 79.–

Ju-Jutsu 2
für Fortgeschrittene und Meister. (0378)
Von W. Heim und F. J. Gresch, 164 S.,
798 s/w-Fotos, kart. **DM 19,80**/S 159.–

Ju-Jutsu 3
Spezial-, Gegen- und Weiterführungs-
Techniken. (0485) Von W. Heim und F. J.
Gresch, 214 S., über 600 s/w-Fotos,
kart. **DM 19,80**/S 159.–

Nunchaku
Waffe · Sport · Selbstverteidigung.
(0373) Von A. Pflüger, 144 S., 247 Abb.,
kart. **DM 16,80**/S 139.–

Shuriken · Tonfa · Sai
Stockfechten und andere bewaffnete
Kampfsportarten aus Fernost. (0397)
Von A. Schulz, 96 S., 253 s/w-Fotos,
kart. **DM 12,80**/S 99.–

**Illustriertes Handbuch des
Taekwon-Do**
Koreanische Kampfkunst und Selbstverteidigung (4053) Von K. Gil, 248 S.,
1026 Abb., Pappband. **DM 29,80**/S 239.–

Taekwon-Do
Koreanischer Kampfsport. (0347) Von
K. Gil, 152 S., 408 Abb., kart.
DM 12,80/S 99.–

Aikido
Lehren und Techniken des harmonischen
Weges. (0537) Von R. Brand, 280 S.,
697 Abb., kart **DM 19,80**/S 159.–

Kung-Fu und Tai-Chi
Grundlagen und Bewegungsabläufe.
(0367) Von B. Tegner, 182 S., 370 s/w-
Fotos, kart. **DM 14,80**/S 119.–

Kung-Fu
Theorie und Praxis klassischer und
moderner Stile. (0376) Von M. Pabst,
160 S., 330 Abb., kart.
DM 12,80/S 99.–

Shaolin-Kempo – Kung-Fu
Chinesisches Karate im Drachenstil.
(0395) Von R. Czerni und K. Konrad,
246 S., 723 Abbildungen, kart.
DM 19,80/S 159.–

Hap Ki Do
Grundlagen und Techniken koreanischer
Selbstverteidigung. (0379) Von Kim Sou
Bong, 112 S., 153 Abb., kart.
DM 14,80/S 119.–

Dynamische Tritte
Grundlagen für den Zweikampf. (0438)
Von Ch. Lee, 96 S., 398 s/w-Fotos,
10 Zeichnungen, kart. **DM 9,80**/S 79.–

Muskeltraining mit Hanteln
Leistungssteigerung für Sport und
Fitness. (0676) Von H. Schulz, 108 S.,
92 s/w-Fotos, 2 Zeichnungen, kart.
DM 9,80/ S 79.–

Leistungsfähiger durch Krafttraining
Eine Anleitung für Fitness-Sportler,
Trainer und Athleten (0617) Von
W. Kieser, 100 S., 20 s/w-Fotos,
62 Zeichnungen, kart. **DM 9,80**/S 79.–

Bodybuilding
Anleitung zum Muskel- und Konditions-
training für sie und ihn. (0604) Von
R. Smolana. 160 S., 171 s/w-Fotos, kart.
DM 9,80/S 79.–

Bodybuilding für Frauen
Wege zu Ihrer Idealfigur (0661) Von
H. Schulz, 108 S., 84 s/w-Fotos, 4 Zeichnungen, großes farbiges Übungsposter.
kart. **DM 14,80**/S 119.–

Isometrisches Training
Übungen für Muskelkraft und Entspan-
nung. (0529) Von L. M. Kirsch, 140 S.,
162 s/w-Fotos, kart. **DM 9,80**/S 79.–

Radsport
Radtouristik und Rennen, Technik, Typen.
(0550) Von K. Ziegler und R. Lehmann,
120 S., 55 Abb., kart. **DM 9,80**/S 79.–

Spaß am Laufen
Jogging für die Gesundheit. (0470) Von
W. Sonntag, 140 S., 41 s/w-Fotos,
1 Zeichnung, kart. **DM 9,80**/S 79.–

Mein bester Freund, der Fußball
(5107) Von D. Brüggemann und
D. Albrecht, 144 S., 171 Abb., kart.
DM 16,80/S 139.–

Fußball
Training und Wettkampf. (0448) Von H.
Obermann und P. Walz, 166 S., 92 s/w-
Fotos, 15 Zeichnungen, 29 Diagramme,
kart. **DM 12,80**/S 99.–

Handball
Technik · Taktik · Regeln. (0426) Von
F. und P. Hattig, 128 S., 91 s/w-Fotos,
121 Zeichnungen, kart. **DM 14,80**/S 119.–

Volleyball
Technik · Taktik · Regeln. (0351) Von
H. Huhle, 104 S., 330 Abb., kart.
DM 9,80/S 79.–

Basketball
Technik und Übungen für Schule und Verein. (0279) Von C. Kyriasoglou, 116 S.,
mit 252 Übungen zur Basketballtechnik,
186 s/w-Fotos und 164 Zeichnungen,
kart. **DM 12,80**/S 99.–

Hockey
Technische und taktische Grundlagen.
(0398) Von H. Wein, 152 S., 60 s/w-
Fotos, 30 Zeichnungen, kart.
DM 16,80/S 139.–

Eishockey
Lauf- und Stocktechnik, Körperspiel,
Taktik, Ausrüstung und Regeln. (0414)
Von J. Capla, 264 S., 548 s/w-Fotos,
163 Zeichnungen, kart. **DM 19,80**/S 159.–

Badminton
Technik · Taktik · Training.
(0699) Von K. Fuchs, L. Sologub, 168 S.,
51 Abb., kart., **DM 16,80**/S 139.–

Golf
Ausrüstung · Technik · Regeln. (0343) Von
J. C. Jessop, übersetzt von H. Biemer,
mit einem Vorwort von H. Krings, Prä-
sident des Deutschen Golf-Verbandes,
160 S., 65 Abb., Anhang Golfregeln des
DGV, kart. **DM 16,80**/S 139.–

Pool-Billard
(0484) Herausgegeben vom Deutschen
Pool-Billard-Bund, von M. Bach und
K.-W. Kühn, 88 S., mit über 80 Abb.,
kart. **DM 7,80**/S 69.–

Sportschießen
für jedermann. (0502) Von A. Kovacic,
124 S., 116 s/w-Fotos, kart.
DM 14,80/S 119.–

Fechten
Florett · Degen · Säbel. (0449) Von
E. Beck, 88 S., 219 Fotos und Zeichnun-
gen, kart. **DM 11,80**/S 94.–

Reiten
Dressur · Springen · Gelände. (0415) Von
U. Richter, 168 S., 235 Abb., kart.
DM 12,80/S 99.–

Fibel für Kegelfreunde
Sport- und Freizeitkegeln · Bowling.
(0191) Von G. Bocsai, 72 S., mit über
60 Abb., kart. **DM 5,80**/S 49.–

Beliebte und neue Kegelspiele
(0271) Von G. Bocsai, 92 S., 62 Abb.,
kart. **DM 5,80**/S 49.–

111 spannende Kegelspiele
(2031) Von H. Regulski, 88 S., 53 Zeichnungen, kart., **DM 7,80**/S 69.–

Ski-Gymnastik
Fit für Piste und Loipe. (0450) Von
H. Pilss-Samek, 104 S., 67 s/w-Fotos,
20 Zeichnungen, kart. **DM 6,80**/S 59.–

Die neue Skischule
Ausrüstung · Technik · Trickskilauf ·
Gymnastik. (0369) Von C. und R. Kerler,
128 S., 100 Abb., kart. **DM 9,80**/S 79.–

Skilanglauf, Skiwandern
Ausrüstung · Techniken · Skigymnastik.
(5129) Von T. Reiter und R. Kerler, 80 S.,
8 Farbtafeln, 85 Zeichnungen und s/w-
Fotos, kart. **DM 14,80**/S 119.–

Alpiner Skisport
Ausrüstung · Techniken · Skigymnastik
(5130) Von K. Meßmann, 128 S., 8 Farbtafeln, 93 s/w-Fotos, 45 Zeichnungen,
kart. **DM 12,80**/S 99.–

Die neue Tennis-Praxis
Der individuelle Weg zu erfolgreichem
Spiel. (4097) Von R. Schönborn, 240 S.,
202 Farbzeichnungen, 31 s/w-Abb.,
Pappband. **DM 39,–**/S 319.–

Erfolgreiche Tennis-Taktik
(4086) Von R. Ford Greene, übersetzt
von M. R. Fischer, 182 S., 87 Abb., kart.
DM 19,80/S 159.–

Tennis kompakt
Der erfolgreiche Weg zu Spiel, Satz und
Sieg. (5116) Von W. Taferner, 128 S.,
82 s/w-Fotos, 67 Zeichnungen, kart.
DM 14,80/S 119.–

Tennis
Technik · Taktik · Regeln. (0375) Von
H. Elschenbroich, 112 S., 81 Abb., kart.
DM 6,80/S 59.–

Squash
Ausrüstung · Technik · Regeln. (0539)
Von D. von Horn und H.-D. Stünitz, 96 S.,
55 s/w-Fotos, 25 Zeichnungen, kart.
DM 8,80/S 74.–

Sporttauchen
Theorie und Praxis des Gerätetauchens.
(0647) Von S. Müßig, 144 S., 8 Farbtafeln, 35 s/w-Fotos, 89 Zeichnungen,
kart. **DM 14,80**/S 119.–

FALKEN VERLAG

Falken-Handbuch Tauchsport
Theorie · Geräte · Technik · Training.
(4062) Von W. Freihen, 268 S., 32 Farb-
u. 201 s/w-Fotos, 78 Zeichnungen,
gebunden. **DM 39,–**/S 319.–

Windsurfing
Lehrbuch für Grundschein und Praxis.
(5028) Von C. Schmidt, 64 S., 60 Farbfotos, Pappband. **DM 12,80**/S 99.–

Sportfischen
Fische – Geräte – Technik. (0324) Von
H. Oppel, 144 S., 49 s/w-Fotos, 8 Farb-
tafeln, kart. **DM 9,80**/S 79.–

Falken-Handbuch Angeln
in Binnengewässern und im Meer. (4090)
Von H. Oppel, 344 S., 24 Farbtafeln,
66 s/w-Fotos, 151 Zeichnungen,
gebunden. **DM 39,–**/S 319.–

Angeln
Kleine Fibel für den Sportfischer. (0198)
Von E. Bondick, 96 S., 116 Abb., kart.
DM 8,80/S 74.–

Die Erben Lilienthals
Sportfliegen heute
(4054) Von G. Brinkmann, 240 S.,
32 Farbtafeln, 176 s/w-Fotos, 33 Zeichnungen, gebunden. **DM 39,–**/S 319.–

Einführung in das Schachspiel
(0104) Von W. Wollenschläger und
K. Colditz, 92 S., 116 Diagramme, kart.
DM 6,80/S 59.–

Schach mit dem Computer
(0747) Von D. Frickenschmidt, 140 S.,
112 Diagramme, 29 s/w-Fotos, 5 Zeichnungen, kart. **DM 16,80**/S 139.–

Spielend Schach lernen
(2002) Von T. Schuster, 128 S., kart.
DM 6,80/S 59.–

Kinder- und Jugendschach
Offizielles Lehrbuch des Deutschen
Schachbundes zur Erringung der Bauern-,
Turm- und Königsdiplome. (0561) Von
B. J. Withuis und H. Pfleger, 144 S.,
11 s/w-Fotos, 223 Abb., kart.
DM 12,80/S 99.–

Neue Schacheröffnungen
(0478) Von T. Schuster, 108 S.,
100 Diagramme, kart. **DM 8,80**/S 74.–

Schach für Fortgeschrittene
Taktik und Probleme des Schachspiels.
(0219) Von R. Teschner, 96 S.,
85 Schachdiagramme, kart.
DM 5,80/S 49.–

Taktische Schachendspiele
(0752) Von J. Nunn, 200 S., 151 Diagramme, kart. **DM 16,80**/S 139,–

Schach-WM '85 Karpow – Kasparow.
Mit ausführlichen Kommentaren zu allen
Partien. (0785) Von H. Pfleger, O. Borik,
M. Kipp-Thomas, 128 S., zahlreiche Abb.
und Diagramme, kart. **DM 14,80**/S 119,–

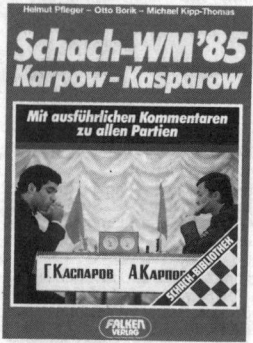

Schachstrategie
Ein Intensivkurs mit Übungen und aus-
führlichen Lösungen. (0584) Von
A. Koblenz, dt. Bearb. von K. Colditz,
212 S., 240 Diagramme, kart.
DM 16,80/S 139.–

Falken-Handbuch Schach
(4051) Von T. Schuster, 360 S., über
340 Diagramme, gebunden.
DM 36,–/S 298.–

**Die besten Partien deutscher
Schachgroßmeister**
(4121) Von H. Pfleger, 192 S.,
29 s/w-Fotos, 89 Diagramme,
Pappband. **DM 29,80**/S 239.–

Turnier der Schachgroßmeister '83
Karpow · Hort · Browne · Miles ·
Chandler · Garcia · Rogers · Kindermann.
(0718) Von H. Pfleger · E. Kurz, 176 S.,
29 s/w-Fotos, 71 Diagramme, kart.
DM 16,80/S 139.–

**Lehr-, Übungs- und Testbuch der
Schachkombinationen**
(0649) Von K. Colditz, 184 S., über
200 Diagramme, kart.
DM 14,80/S 119.–

**Zug um Zug
Schach für jedermann 1**
Offizielles Lehrbuch des Deutschen
Schachbundes zur Erringung des Bauern-
diploms. (0648) Von H. Pfleger und
E. Kurz, 80 S., 24 s/w-Fotos,
8 Zeichnungen, 60 Diagramme, kart.
DM 6,80/S 59.–

**Zug um Zug
Schach für jedermann 2**
Offizielles Lehrbuch des Deutschen
Schachbundes zur Erringung des Turm-
diploms. (0659) Von H. Pfleger und
E. Kurz, 132 S., 8 s/w-Fotos,
14 Zeichnungen, 78 Diagramme, kart.
DM 9,80/S 79.–

**Zug um Zug
Schach für jedermann 3**
Offizielles Lehrbuch des Deutschen
Schachbundes zur Erringung des König-
diploms. (0728) Von H. Pfleger/G. Trepp-
ner, 128 S., 4 s/w-Fotos, 83 Diagramme,
kart. **DM 9,80**/S 79.–

Schachtraining mit den Großmeistern
(0670) Von H. Bouwmeester, 128 S.,
90 Diagramme, kart. **DM 14,80**/ S 119.–

Schach als Kampf
Meine Spiele und mein Weg. (0729) Von
G. Kasparow, 144 S., 95 Diagramme,
9 s/w-Fotos, kart. **DM 14,80**/S 119.–

Fit und gesund
Körpertraining und Bodybuilding zu
Hause. (0782) Von H. Schulz, 80 S.,
100 Farbfotos, 3 Zeichnungen, kart.
DM 14,80/S 119.–
Video-Kassette:
Fit und gesund
VHS (6013), Video 2000 (6014), Beta
(6015), Laufzeit 30 Minuten, in Farbe.
DM 49,80/S 448,–
(unverb. Preisempf.)

Spiele, Denksport, Unterhaltung

Kartenspiele
(2001) Von C. D. Grupp, 144 S., kart.
DM 9,80/S 79.–

**Neues Buch der
siebzehn und vier Kartenspiele**
(0095) Von K. Lichtwitz, 96 S., kart.
DM 6,80/S 59.–

Alles über Pokern
Regeln und Tricks. (2024) Von C. D.
Grupp, 120 S., 29 Kartenbilder, kart.
DM 8,80/S 74.–

Rommé und Canasta
in allen Variationen. (2025) Von C. D.
Grupp, 124 S., 24 Zeichnungen, kart.,
DM 9,80/S 79.–

**Schafkopf, Doppelkopf, Binokel,
Cego, Gaigel, Jaß, Tarock und andere
„Lokalspiele".**
(2015) Von C. D. Grupp, 152 S., kart.
DM 12,80/S 99.–

Spielend Skat lernen
unter freundlicher Mitarbeit des deutschen
Skatverbandes. (2005) Von Th. Krüger,
156 S., 181 s/w-Fotos, 22 Zeichnungen,
kart. **DM 9,80**/S 79,–

Das Skatspiel
Eine Fibel für Anfänger. (0206) Von
K. Lehnhoff, überarb. von P. A. Höfges,
96 S., kart. **DM 6,80**/S 59.–

Black Jack
Regeln und Strategien des Kasinospiels.
(2032) Von K. Kelbratowski, 88 S., kart.
DM 9,80/S 79,–

Falken-Handbuch Patiencen
Die 111 interessantesten Auslagen. (4151)
Von U. v. Lyncker, 216 S., 108 Abbil-
dungen, Pappband. **DM 29,80**/S 239.–

Patiencen
in Wort und Bild. (2003) Von I. Wolter,
136 S., kart. **DM 7,80**/S 69.–

Falken-Handbuch Bridge
Von den Grundregeln zum Turnierspiel.
(4092) Von W. Voigt und K. Ritz, 276 S.,
792 Zeichnungen, gebunden.
DM 39,–/S 319.–

Spielend Bridge lernen
(2012) Von J. Weiss, 108 S., 58 Zeichnungen, kart. **DM 7,80**/S 69.–

Spieltechnik im Bridge
(2004) Von V. Mollo und N. Gardener,
deutsche Adaption von D. Schröder,
216 S., kart. **DM 16,80**/S 139.–

Besser Bridge spielen
Reiztechnik, Spielverlauf und Gegenspiel.
(2026) Von J. Weiss, 144 S., mit 60 Dia-
grammen, kart. **DM 14,80**/S 119.–

Herausforderung im Bridge
200 Aufgaben mit Lösungen. (2033) Von
V. Mollo, 152 S., kart. **DM 19,80**/S 159,–

Kartentricks
(2010) Von T. A. Rosee, 80 S., 13 Zeichnungen, kart. **DM 6,80**/S 59.–

Mah-Jongg
Das chinesische Glücks-, Kombinations-
und Gesellschaftsspiel. (2030) Von
U. Eschenbach, 80 S., 30 s/w-Fotos,
5 Zeichnungen, kart. **DM 9,80**/S 79.–

Neue Kartentricks
(2027) Von K. Pankow, 104 S., 20 Abb.,
kart. **DM 7,80**/S 69.–

Backgammon
für Anfänger und Könner. (2008) Von
G. W. Fink und G. Fuchs, 116 S., 41 Abb.,
kart. **DM 9,80**/S 79.–

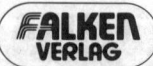

Die Preise entsprechen dem Status beim Druck dieses

Würfelspiele
für jung und alt. (2007) Von F. Pruss,
112 S., 21 s/w-Zeichnungen, kart.
DM 7,80/S 69.–

Gesellschaftsspiele
für drinnen und draußen. (2006) Von
H. Görz, 128 S., kart. **DM 6,80**/S 59.–

Spiele für Party und Familie
(2014) Von Rudi Carrell, 160 S., 50 Abb.,
kart. **DM 9,80**/S 79.–

Dame
Das Brettspiel in allen Variationen.
(2028) Von C. D. Grupp, 104 S.,
122 Diagramme, kart. **DM 9,80**/S 79.–

Das japanische Brettspiel Go
(2020) Von W. Dörholt, 104 S., 182 Diagramme, kart. **DM 9,80**/S 79.–

Roulette richtig gespielt
Systemspiele, die Vermögen brachten.
(0121) Von M. Jung, 96 S., zahlreiche
Tabellen, kart. **DM 7,80**/S 69.–

**So gewinnt man gegen
Video- und Computerspiele**
(0644) Von C. Kerler, 160 S., 25 Zeichnungen, 21 s/w-Fotos, kart.
DM 6,80/S 59.–

Denksport und Schnickschnack
für Tüftler und fixe Köpfe. (0362) Von
J. Barto, 100 S., 45 Abb., kart.
DM 6,80/S 59.–

Rätselspiele, Quiz- und Scherzfragen
für gesellige Stunden. (0577) Von K.-H.
Schneider, 168 S., über 100 Zeichnungen,
kart. **DM 16,80**/S 139.–

Knobeleien und Denksport
(2019) Von K. Rechberger, 142 S.,
115 Zeichnungen, kart. **DM 7,80**/S 69.–

Quiz
Mehr als 1500 ernste und heitere Fragen
aus allen Gebieten. (0129) Von R. Sautter
und W. Pröve, 92 S., 9 Zeichnungen,
kart. **DM 6,80**/S 59.–
(ab 1.3.86 **DM 7,80**/S 69,–)

500 Rätsel selberraten
(0681) Von E. Krüger, 272 S., kart. **DM
9,95**/S 79.–

Das Super-Kreuzwort-Rätsel-Lexikon
Über 150.000 Begriffe. (4126) Von
H. Schiefelbein, 688 S., Pappband.
DM 19,80/S 159.–

365 Schwedenrätsel
(4173) Von Günther Borutta, 336 S.,kart.
DM 16,80/S 139,–

501 Rätsel selberraten
(0711) Von E. Krüger, 272 S., kart.
DM 9,95/S 79.–

Riesen-Kreuzwort-Rätsel-Lexikon
über 250.000 Begriffe. (4197) Von
H. Schiefelbein, 1024 S., Pappband.
DM 29,80/S 239,–

Das große farbige Kinderlexikon
(4195) Von U. Kopp, 320 S., 493 Farbabb.,
17 s/w-Fotos, Pappband.
DM 29,80/S 239,–

Punkt, Punkt, Komma, Strich
Zeichenstunden für Kinder. (0564) Von
H. Witzig, 144 S., über 250 Zeichnungen,
kart. **DM 6,80**/S 59.–

Einmal grad und einmal krumm
Zeichenstunden für Kinder. (0599) Von
H. Witzig, 144 S., 363 Abb., kart.
DM 6,80/S 59.–

Kinderspiele
die Spaß machen. (2009) Von H. Müller-
Stein, 112 S., 28 Abb., kart.
DM 6,80/S 59.–

Spiele für Kleinkinder
(2011) Von D. Kellermann, 80 S., kart.
DM 5,80/S 49.–

Kasperletheater
Spieltexte und Spielanleitungen · Bastel-
tips für Theater und Puppen. (0641) Von
U. Lietz, 136 S., 4 Farbtafeln,
12 s/w-Fotos, 39 Zeichnungen, kart.
DM 9,80/S 79.–

Kindergeburtstag
Vorbereitung, Spiel und Spaß. (0287)
Von Dr. I. Obrig, 104 S., 40 Abb.,
11 Zeichnungen, 9 Lieder mit Noten, kart.
DM 5,80/S 49.–

Kindergeburtstage die keiner vergißt
Planung, Gestaltung, Spielvorschläge.
(0698) Von G. und G. Zimmermann,
102 S., kart. **DM 9,80**/S 79,–

Kinderfeste
daheim und in Gruppen. (4033) Von
G. Blechner, 240 S., 320 Abb., kart.
DM 19,80/S 159.–

Scherzfragen, Drudel und Blödeleien
gesammelt von Kindern. (0506) Hrsg.
von W. Pröve, 112 S., 57 Zeichnungen,
kart. **DM 5,80**/S 49.–

Kein schöner Land…
**Das große Buch unserer beliebtesten
Volkslieder.** (4150) 208 S., 108 Farb-
zeichnungen, Pappband. **19,80**/S 159.–

**Die schönsten Wander- und Fahrten-
lieder**
(0462) Hrsg. von F. R. Miller, empfohlen
vom Deutschen Sängerbund, 80 S., mit
Noten und Zeichnungen, kart.
DM 5,80/S 49.–

Die schönsten Volkslieder
(0432) Hrsg. von D. Walther, 128 S.,
mit Noten und Zeichnungen, kart.
DM 6,80/S 55.–

Die schönsten Berg- und Hüttenlieder
(0514) Hrsg. von F. R. Miller, empfohlen
vom Deutschen Sängerbund, 104 S., mit
Noten und Zeichnungen, kart.
DM 5,80/S 49.–

Wir geben eine Party
(0192) Von E. Ruge, 88 S., 8 Farbtafeln,
23 Zeichnungen, kart. **DM 8,80**/S 74.–

Neue Spiele für Ihre Party
(2022) Von G. Blechner, 120 S., 54 Zeichnungen, kart. **DM 7,80**/S 69.–

Lustige Tanzspiele und Scherztänze
für Parties und Feste. (0165) Von
E. Bäulke, 80 S., 53 Abb., kart.
DM 6,80/S 59.–

Straßenfeste, Flohmärkte und Basare
Praktische Tips für Organisation und
Durchführung. (0592) Von H. Schuster,
96 S., 52 Fotos, 17 Zeichnungen, kart.
DM 12,80/S 99.–

Humor

Es ist ein Brauch von alters her…
Lebensweisheiten
(2214) Von W. Busch, 80 S., 38 Zeichnungen, Pappband. **DM 9,80**/S 79.–

Lachen, Witz und gute Laune
Lustige Texte für Ansagen und Vorträge.
(0149) Von E. Müller, 104 S., 44 Abb.,
kart. **DM 9,80**/S 79,–

Tolle Sketche
mit zündenden Pointen – zum Nachspielen. (0656) Von E. Cohrs, 112 S.,
kart. **DM 9,80**/S 79.–

Vergnügliche Sketche
(0476) Von H. Pillau, 96 S., mit
7 lustigen Zeichnungen, kart.
DM 6,80/S 50.–

Heitere Vorträge
(0528) Von E. Müller, 128 S., 14 Zeichnungen, kart. **DM 9,80**/S 79.–

Die große Lachparade
Neue Texte für heitere Vorträge und
Ansagen. (0188) Von E. Müller, 108 S.,
kart. **DM 6,80**/S 59.–

So feiert man Feste fröhlicher
Heitere Vorträge und Gedichte.
(0098) Von Dr. Allos, 96 S., 15 Abb.,
kart. **DM 5,80**/S 49.–

Lustige Vorträge für fröhliche Feiern
(0284) Von Karl Lehnhoff, 96 S., kart.
DM 6,80/S 59.–

Vergnügliches Vortragsbuch
(0091) Von J. Plaut, 192 S., kart.
DM 8,80/S 74.–

**Tolle Sachen zum Schmunzeln und
Lachen**
Lustige Ansagen und Vorträge. (0163)
Von E. Müller, 92 S., kart.
DM 6,80/S 59.–

Humor für jedes Ohr
Fidele Sketche und Ansagen. (0157) Von
H. Ehnle. 96 S., kart. **DM 6,80**/S 59.–

Sketche und spielbare Witze
für bunte Abende und andere Feste.
(0445) Von H. Friedrich, 120 S., 7 Zeichnungen, kart. **DM 6,80**/S 59.–

Sketsche
Kurzspiele zu amüsanter Unterhaltung.
(0247) Von M. Gering, 132 S., 16 Abb.,
kart., **DM 6,80**/59.–

Dalli-Dalli-Sketche
aus dem heiteren Ratespiel von und mit
Hans Rosenthal. (0527) Von H. Pillau,
144 S., 18 Zeichnungen, kart.
DM 9,80/S 79.–

Witzige Sketche zum Nachspielen
(0511) Von D. Hallervorden, 160 S., kart.
DM 14,80/S 119.–

Gereimte Vorträge
für Bühne und Bütt. (0567) Von G. Wagner,
96 S., kart. **DM 7,80**/S 69.–

Damen in der Bütt
Scherze, Büttenreden, Sketsche.
(0354) Von T. Müller, 136 S., kart.
DM 8,80/S 74.–

Narren in der Bütt
Leckerbissen aus dem rheinischen
Karneval. (0216) Zusammengestellt von
T. Lücker, 112 S., kart.
DM 8,80/S 74.–

Rings um den Karneval
Karnevalsscherze und Büttenreden.
(0130) Von Dr. Allos, 136 S., kart.
DM 9,80/S 79.–

Helau und Alaaf 1
Närrisches aus der Bütt.
(0304) Von E. Müller, 112 S., kart.
DM 6,80/S 59.–

Helau und Alaaf 2
Neue Büttenreden.
(0477) Von E. Luft, 104 S., kart.
DM 7,80/S 69.–

Humor und Stimmung
Ein heiteres Vortragsbuch. (0460) Von
G. Wagner, 112 S., kart. **DM 6,80**/S 59.–

Humor und gute Laune
Ein heiteres Vortragsbuch.
(0635) Von G. Wagner, 112 S., 5 Zeichnungen, kart. **DM 8,80**/S 74.–

Das große Buch der Witze
(0384) Von E. Holz, 320 S., 36 Zeichnungen, geb. **DM 16,80**/S 139.–

Da lacht das Publikum
Neue lustige Vorträge für viele Gelegenheiten. (0716) Von H. Schmalenbach,
104 S., kart. **DM 9,80**/S 79.–

FALKEN VERLAG

Witzig, witzig
(0507) Von E. Müller, 128 S., 16 Zeichnungen, kart. **DM 6,80**/S 59,–

**Die besten Witze und Cartoons des
Jahres 1**
(0454) Hrsg. von K. Hartmann, 288 S.,
125 Zeichnungen, geb. **DM 16,80**/S 139,–

**Die besten Witze und Cartoons des
Jahres 2**
(0488) Hrsg. von K. Hartmann, 288 S.,
148 Zeichnungen, geb. **DM 16,80**/S 139,–

**Die besten Witze und Cartoons des
Jahres 3**
(0524) Hrsg. von K. Hartmann, 288 S.,
105 Zeichnungen, Pappband.
DM 16,80/S 139,–

**Die besten Witze und Cartoons des
Jahres 4**
(0579) Hrsg. von K. Hartmann, 288 S.,
140 Zeichnungen, Pappband.
DM 16,80/S 139,–

**Die besten Witze und Cartoons
des Jahres 5**
(0642) Hrsg. von K. Hartmann, 288 S.,
88 Zeichnungen, Pappband.
DM 16,80/S 139,–

Das Superbuch der Witze
(4146) Von B. Bornheim, 504 S.,
54 Cartoons, Pappband.
DM 15,–/S 120,–

Witze
Lachen am laufenden Band (4241) Von
J. Borkert, D. Kroppach, 400 S.,
41 Zeichnungen, Pappband.
DM 15,–/S 120,–

Die besten Beamtenwitze
(0574) Hrsg. von W. Pröve, 112 S., 59
Cartoons, kart. **DM 5,80**/S 49,–

Die besten Kalauer
(0705) Von K. Frank, 112 S., 12 Zeichnungen, kart. **DM 5,80**/S 49,–

Robert Lembkes Witzauslese
(0325) Von Robert Lembke, 160 S., mit
10 Zeichnungen von E. Köhler, gebunden.
DM 14,80/S 119,–

Fred Metzlers Witze mit Pfiff
(0368) Von F. Metzler, 120 S., kart.
DM 6,80/S 59,–

O frivol ist mir am Abend
Pikante Witze von Fred Metzler. (0388)
Von F. Metzler, 128 S., mit Karikaturen,
kart. **DM 5,80**/S 49,–

Herrenwitze
(0589) Von G. Wilhelm, 112 S., 31 Zeichnungen, kart. **DM 5,80**/S 49,–

Witze am laufenden Band
(0461) Von F. Asmussen, 118 S., kart.
DM 6,80/S 59,–

Horror zum Totlachen
Gruselwitze
(0536) Von F. Lautenschläger, 96 S.,
44 Zeichnungen, kart. **DM 5,80**/S 49,–

Die besten Ostfriesenwitze
(0495) Hrsg. von O. Freese, 112 S.,
17 Zeichnungen, kart. **DM 5,80**/S 49,–

**Die Kleidermotte ernährt sich von
nichts, sie frißt nur Löcher**
Stilblüten, Sprüche und Widersprüche aus
Schule, Zeitung, Rundfunk und Fernsehen.
(0738) Von P. Haas, D. Kroppach, 112 S.,
zahlr. Abb., kart. **DM 6,80**/S 59,–

Olympische Witze
Sportlerwitze in Wort und Bild.
(0505) Von W. Willnat, 112 S., 126 Zeichnungen, kart. **DM 5,80**/S 49,–

**Ich lach mich kaputt! Die besten
Kinderwitze**
(0545) Von E. Hannemann, 128 S.,
15 Zeichnungen, kart. **DM 5,80**/S 49,–

Lach mit!
Witze für Kinder, gesammelt von Kindern.
(0468) Hrsg. von W. Pröve, 128 S.,
17 Zeichnungen, kart. **DM 6,80**/S 59,–

Die besten Kinderwitze
(0757) Von K. Rank, 120 S., 28 Zeichnungen, kart. **DM 6,80**/S 59,–

**Lustige Sketche für Jungen und
Mädchen**
(0669) Von U. Lietz und U. Lange, 104 S.,
kart. **DM 7,80**/S 69,–

Natur

Faszination Berg
zwischen Alpen und Himalaya.
(4214) Von T. Hiebeler, 96 S., 100 großformatige Farbfotos, Pappband.
DM 24,80/S 198,–

Hilfe für den Wald
Ursachen, Schadbilder, Hilfsprogramme.
Was jeder wissen muß, um unser wichtig-
stes Öko-System zu retten. (4164) Von
K. F. Wentzel, R. Zundel, 128 S., 178 Farb-
und 6 s/w-Fotos, 60 Zeichnungen, kart.
DM 19,80/S 159,–

Gefährdete und geschützte Pflanzen
erkennen und benennen. (0596) Von
W. Schnedler und K. Wolfstetter. 160 S.,
140 Farbfotos, 4 Zeichnungen, kart.
DM 19,80/S 159,–

Beeren und Waldfrüchte
erkennen und benennen, eßbar oder
giftig? (0401) Von J. Raithelhuber,
120 S., 90 Farbfotos, 40 Zeichnungen,
kart. **DM 16,80**/S 139,–

Pilze
erkennen und benennen. (0380) Von
J. Raithelhuber, 136 S., 110 Farbfotos,
kart. **DM 14,80**/S 119,–

Falken-Handbuch **Pilze**
Mit über 250 Farbfotos und Rezepten.
(4061) Von M. Knoop, 276 S., 250 Farbfotos, Pappband. **DM 39,–**/S 319,–

Falken-Handbuch
Der Garten
Alles über Wohn- und Nutzgärten. (4044)
Von G. Bambach, unter Mitarbeit von
U. Kaiser, W. Velte und J. Zech, 770 S.,
40 Farbtafeln, 77 Farbfotos, 787 s/w-
Fotos, 147 Zeichnungen, gebunden.
DM 49,–/S 398,–

Das Gartenjahr
Arbeitsplan für den Hobbygärtner.
(4075) Von G. Bambach, 152 S., 16 Farbtafeln, 141 Abb., kart. **DM 14,80**/S 119,–

Gartenteiche und Wasserspiele
planen, anlegen und pflegen. (4083) Von
H. R. Sikora, 160 S., 31 Farb- und 31 s/w-
Fotos, 73 Zeichnungen, Pappband.
DM 29,80/S 239,–

Gärtnern
(5004) Von I. Manz, 64 S., 38 Farbfotos,
Pappband. **DM 12,80**/S 99,–

Gärtner Gustavs Gartenkalender
Arbeitspläne · Pflanzenporträts · Garten-
lexikon. (4155) Von G. Schoser, 120 S.,
146 Farbfotos, 13 Tabellen, 203 farbige
Zeichnungen, Pappband.
DM 24,80/S 198,–

Ziersträucher und -bäume im Garten
(5071) Von I. Manz, 64 S., 91 Farbfotos,
Pappband. **DM 12,80**/S 99,–

Das Blumenjahr
Arbeitsplan für drinnen und draußen.
(4142) Von G. Vocke, 136 S., 15 Farbtafeln, kart. **DM 14,80**/S 119,–

**Der richtige Schnitt von Obst- und
Ziergehölzen, Rosen und Hecken**
(0619) Von E. Zettl, 88 S., 8 Farbtafeln,
39 Zeichnungen, 21 s/w-Fotos, kart.
DM 7,80/S 69,–

Unkraut im Garten
erkennen und benennen. (0637) Von
F. und H. Jantzen, 144 S., 192 Farbfotos,
kart. **DM 16,80**/S 139,–

Blumenpracht im Garten
(5014) Von I. Manz, 64 S., 93 Farbfotos,
Pappband. **DM 12,80**/S 99,–

Vom betörenden Zauber der **Rosen**
(2206) Von H. Steinhauer, 80 S.,
89 Farbfotos, und Zeichnungen,
Pappband. **DM 9,80**/S 85,–

Blütenpracht in Haus und Garten
(4145) Von M. Haberer, u. a., 352 S.,
1012 Farbfotos, Pappband.
DM 39,–/S 319,–

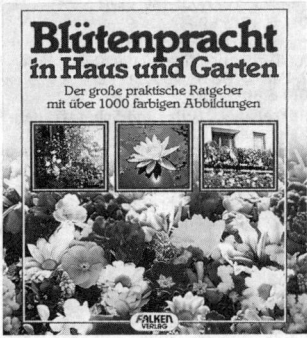

Das bunte Blütenparadies der **Blumen**
(2219) Von B. Zeidelhack, 80 S., 72 Farbabb., Pappband. **DM 9,80**/S 85,–

Sag's mit Blumen
Pflege und Arrangieren von Schnittblumen. (5103) Von P. Möhring, 64 S.,
68 Farbfotos, 2 s/w-Abb., Pappband.
DM 12,80/S 99,–

Grabgestaltung
Bepflanzung und Pflege zu jeder
Jahreszeit. (5120) Von N. Uhl, 64 S.,
77 Farbfotos, 2 Zeichnungen, Pappband.
DM 16,80/S 139,–

Leben im Naturgarten
Der Biogärtner und seine gesunde
Umwelt. (4124) Von N. Jorek, 128 S.,
68 s/w-Fotos, kart. **DM 14,80**/S 119,–

So wird mein Garten zum Biogarten
Alles über die Umstellung auf natur-
gemäßen Anbau. (0706) Von I. Gabriel,
128 S., durchgehend 4farbig, 73 Farbfotos und Zeichnungen, kart.
DM 14,80/S 119,–

Gesunde Pflanzen im Biogarten
Biologische Maßnahmen bei Schädlings-
befall und Pflanzenkrankheiten. (0707)
Von I. Gabriel, 128 S., durchgehend
4farbig, 73 Farbfotos, und Zeichnungen,
kart. **DM 14,80**/S 119,–

Der Biogarten unter Glas und Folie
Ganzjährig erfolgreich ernten. (0722)
Von I. Gabriel, 128 S., durchgehend
4farbig, 58 Fotos, 39 Zeichnungen, kart.
DM 14,80/S 119,–

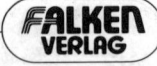

Die Preise entsprechen dem Status beim Druck dieses

Neuanlage eines Biogartens
Planung, Bodenvorbeitung, Gestaltung. (0721) Von I. Gabriel, 128 S., durchgehend 4farbig, 73 Farbfotos, 35 Zeichnungen, kart. **DM 14,80**/S 119,–

Der biologische Zier- und Wohngarten
Planen, Vorbereiten, Bepflanzen und Pflegen. (0748) Von I. Gabriel, 128 S., 65 Farbfotos, 46 Farbzeichnungen, kart. **DM 14,80**/S 119,–

Das Bio-Gartenplan
Arbeitsplan für naturgemäßes Gärtnern. (4169) Von N. Jorek, 128 S., 8 Farbtafeln, 70 s/w-Abb. kart. **DM 14,80**/S 119,–

Selbstversorgung aus dem eigenen Anbau
Reichen Erntesegen verwerten und haltbar machen. (4183) Von M. Bustorf-Hirsch, M. Hirsch, 216 S., 270 Zeichnungen, kart. **DM 19,80**/S 159,–
(4182) Pappband. **DM 29,80**/S 239,–

Mischkultur im Nutzgarten
Mit Jahreskalender und Anbauplänen. (0651) Von H. Oppel, 112 S., 8 Farbtafeln, 23 s/w-Fotos, 29 Zeichnungen, kart. **DM 9,80**/S 79,–

Erfolgstips für den Gemüsegarten
Mit naturgemäßem Anbau zu höherem Ertrag. (0674) Von F. Mühl, 80 S., 30 s/w-Fotos, 4 Zeichnungen, kart. **DM 7,80**/ S 69.–

Der erfolgreiche Obstgarten
Pflanzung · Veredelung und Schnitt. (5100) Von J. Zech, 64 S., 54 Farbfotos, Pappband. **DM 12,80**/S 99,–

Gemüse, Kräuter, Obst aus dem Balkongarten
– Erfolgreich ernten auf kleinstem Raum. (0694) Von S. Stein, 32 S., 34 Farbfotos, 5 Zeichnungen, Spiralbindung, kart., **DM 7,80**/S 69.–

Keime, Sprossen, Küchenkräuter
am Fenster ziehen – rund ums Jahr. (0658) Von F. und H. Jantzen, 32 S., 55 Farbfotos, Spiralbindung, kart. **DM 6,80**/S 59.–

Balkons in Blütenpracht
zu allen Jahreszeiten. (5047) Von N. Uhl, 64 S., 80 Farbfotos, Pappband. **DM 12,80**/S 99.–

Kübelpflanzen
für Balkon, Terrasse und Dachgarten. (5132) Von M. Haberer, 64 S., 70 Farbfotos, Pappband. **DM 14,80**/S 119.–

Kletterpflanzen
Rankende Begrünung für Fassade, Balkon und Garten. (5140) Von M. Haberer, 64 S., 70 Farbabb., 2 Zeichnungen, Pappband. **DM 12,00**/S 99.–

Mein Kräutergarten rund ums Jahr
Täglich schnittfrisch und gesund würzen. (4192) Von Prof. Dr. G. Lysek, 136 S., 15 Farbtafeln, 91 Zeichnungen, kart. **DM 16,80**/S 139,–

Blühende Zimmerpflanzen
94 Arten mit Pflegeanleitungen. (5010) Von R. Blaich, 64 S., 107 Farbfotos, Pappband. **DM 12,80**/S 99.–

Falken-Handbuch **Zimmerpflanzen**
1600 Pflanzenporträts. (4082) Von R. Blaich, 432 S., 480 Farbfotos, 84 Zeichnungen, 1600 Pflanzenbeschreibungen, Pappband. **DM 39,–**/S 319.–

Blütenpracht in Grolit 2000
Der neue, mühelose Weg zu farbenprächtigen Zimmerpflanzen. (5127) Von G. Vocke, 64 S., 50 Farbfotos, Pappband. **DM 12,80**/S 99.–

Bonsai
Japanische Miniaturbäume und Miniaturlandschaften. Anzucht, Gestaltung und Pflege. (4091) Von B. Lesniewicz, 160 S., 106 Farbfotos, 46 s/w-Fotos, 115 Zeichnungen, gebunden. **DM 68,–**/S 549.–

Zimmerbäume, Palmen und andere Blattpflanzen
Standort, Pflege, Vermehrung, Schädlinge. (5111) Von G. Schoser, 96 S., 98 Farbfotos, 7 Zeichnungen, Pappband. **DM 19,80**/S 159.–

Biologisch zimmergärtnern
Zier- und Nutzpflanzen natürlich pflegen. (4144) Von N. Jorek, 152 S., 15 Farbtafeln, 120 s/w-Fotos, Pappband. **DM 19,80**/S 159.–

Hydrokultur
Pflanzen ohne Erde – mühelos gepflegt. (4080) Von H.-A. Rotter, 120 S., 82 Abb., Pappband. **DM 19,80**/S 159.–

Zimmerpflanzen in Hydrokultur
Leitfaden für problemlose Blumenpflege. (0660) Von H.-A. Rotter, 32 S., 76 Farbfotos, 8 farbige Zeichnungen, Pappband, kart. **DM 7,80**/S 69.–

Sukkulenten
Mittagsblumen, Lebende Steine, Wolfsmilchgewächse u. a. (5070) Von W. Hoffmann, 64 S., 82 Farbfotos, Pappband. **DM 12,80**/S 99.–

Kakteen und andere Sukkulenten
300 Arten mit über 500 Farbfotos. (4116) Von G. Andersohn, 316 S., 520 Farbfotos, 193 Zeichnungen, Pappband. **DM 49,–**/S 398.–

Fibel für Kakteenfreunde
(0199) Von H. Herold, 102 S., 23 Farbfotos, 37 s/w-Abb., kart. **DM 7,80**/S 69.–

Kakteen
Herkunft, Anzucht, Pflege, Arten. (5021) Von W. Hoffmann, 64 S., 70 Farbfotos, Pappband. **DM 14,80**/S 119.–

Faszinierende Formen und Farben **Kakteen**
(4211) Von K. und F. Schild, 96 S., 127 großformatige Farbfotos, Pappband. **DM 24,80**/S 198.–

Orchideen
(4215) Von G. Schoser, 96 S., 143 Farbfotos, Pappband. **DM 24,80**/S 198.–

Falken-Handbuch **Katzen**
(4158) Von B. Gerber, 176 S., 294 Farb- und 88 s/w-Fotos, Pappband. **DM 39,–**/S 319.–

Katzen
Rassen · Haltung · Pflege. (4216) Von B. Eilert-Overbeck, 96 S., 82 großformatige Farbfotos, Pappband. **DM 24,80**/S 198.–

Das neue Katzenbuch
Rassen – Aufzucht – Pflege. (0427) Von B. Eilert-Overbeck, 136 S., 14 Farbfotos, 26 s/w-Fotos, kart. **DM 8,80**/S 74.–

Lieblinge auf Samtpfötchen **Katzen**
(2202) Von B. Eilert-Overbeck, 80 S., 53 Farbfotos, 5 s/w-Fotos, Pappband. **DM 9,80**/S 85.–

Katzenkrankheiten
Erkennung und Behandlung. Steuerung des Sexualverhaltens. (0652) Von Dr. med. vet. R. Spangenberg, 176 S., 64 s/w-Fotos, 4 Zeichnungen, kart. **DM 9,80**/S 79.–

Falken-Handbuch **Hunde**
(4118) Von H. Bielfeld, 176 S., 222 Farbfotos und Farbzeichnungen, 73 s/w-Abb., Pappband. **DM 39,–**/S 319.–

Hunde
Die treuen Freunde des Menschen (2207) Von R. Spangenberg, 80 S., 49 Farbfotos und Zeichnungen, Pappband. **DM 9,80**/S 85,–

Hunde
Rassen · Erziehung · Haltung. (4209) Von H. Bielfeld, 96 S., 101 großformatige Farbfotos, Pappband. **DM 24,80**/S 198.–

Das neue Hundebuch
Rassen · Aufzucht · Pflege. (0009) Von W. Busack, überarbeitet von Dr. med. vet. A. H. Hacker und H. Bielfeld, 112 S., 8 Farbtafeln, 27 s/w-Fotos, 6 Zeichnungen, kart. **DM 8,80**/S 74.–

Falken-Handbuch
Der Deutsche Schäferhund
(4077) Von U. Förster, 228 S., 160 farbige und s/w-Abb. sowie Zeichnungen, Pappband. **DM 29,80**/S 239.–

Der Deutsche Schäferhund
Aufzucht, Pflege und Ausbildung. (0073) Von A. Hacker, 104 S., 56 Abb., kart. **DM 7,80**/S 69.–

Dackel, Teckel, Dachshund
Aufzucht · Pflege · Ausbildung. (0508) Von M. Wein-Gysae, 112 S., 4 Farbtafeln, 43 s/w-Fotos, 2 Zeichnungen, kart. **DM 9,80**/S 79.–

Hundeausbildung
Verhalten – Gehorsam – Abrichtung. (0346) Von Prof. Dr. R. Menzel, 96 S., 18 Fotos, kart. **DM 7,80**/S 69.–

Hundekrankheiten
Erkennung und Behandlung, Steuerung des Sexualverhaltens. (0570) Von Dr. med. vet. R. Spangenberg, 128 S., 68 s/w-Fotos, 10 Zeichnungen, kart. **DM 9,80**/S 79.–

Falken-Handbuch **Pferde**
(4186) Von Heidrun Werner, 176 S., 196 Farb- und 50 s/w-Fotos, 100 Zeichnungen, Pappband. **DM 48,–**/S 389,–

Ponys
Rassen, Haltung, Reiten. (4205) Von S. Braun, 96 S., 84 großformatige Farbfotos, Pappband. **DM 24,80**/S 198.–

Schmetterlinge
Tagfalter Mitteleuropas erkennen und benennen. (0510) Von T. Ruckstuhl, 156 S., 136 Farbfotos, kart. **DM 16,80**/S 139.–

Wellensittiche
Arten · Haltung · Pflege · Sprechunterricht · Zucht. (5136) Von H. Bielfeld, 64 S., 59 Farbfotos, Pappband. **DM 12,80**/S 99.–

Papageien und Sittiche
Arten · Pflege · Sprechunterricht. (0591) Von H. Bielfeld, 112 S., 8 Farbtafeln, kart. **DM 9,80**/S 79.–

Geflügelhaltung als Hobby
(0749) Von M. Baumeister, H. Meyer, 184 S., 8 Farbtafeln, 47 s/w-Fotos, 15 Zeichnungen, kart. **DM 16,80**/S 139,–

Falken-Handbuch **Das Terrarium**
(4069) Von B. Kahl, P. Gaupp, Dr. G. Schmidt, 336 S., 215 Farbfotos, geb. **DM 58,–**/S 460.–

Aquarienfische
des tropischen Süßwassers. (5003) Von H. J. Mayland, 64 S., 98 Farbfotos, Pappband. **DM 12,80**/S 99.–

Das Süßwasser-Aquarium
Einrichtung · Pflege · Fische · Pflanzen. (0153) Von H. J. Mayland, 152 S., 16 Farbtafeln, 43 s/w-Zeichnungen, kart. **DM 12,80**/S 99.–

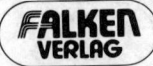

Falken-Handbuch
Süßwasser-Aquarium
(4191) Von H. J. Mayland, 288 S.,
536 Farbfotos, 94 Zeichnungen,
Pappband. **DM 49,–**/S 398,–

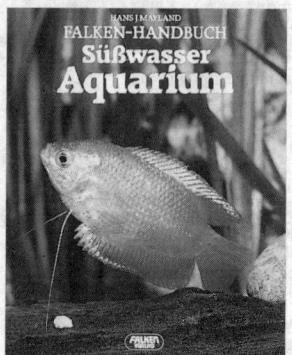

Cichliden
Pflege, Herkunft und Nachzucht der
wichtigsten Buntbarscharten. (5144) Von
Jo in't Veen, 96 S., 163 Farbfotos,
Pappband. **DM 19,80**/S 159,–

Gesundheit

Die Frau als Hausärztin
Der unentgeltliche Ratgeber für die
Gesundheit. (4072) Von Dr. med.
A. Fischer-Dückelmann, 808 S., 14 Farb-
tafeln, 146 s/w-Fotos, 203 Zeichnungen,
Pappband. **DM 29,80**/S 239,–

**Heiltees und Kräuter für die
Gesundheit**
(4123) Von G. Leibold, 136 S., 15 Farbtafeln, 16 Zeichnungen, kart.
DM 14,80/S 119,–

Falken-Handbuch
Heilkräuter
Modernes Lexikon der Pflanzen und
Anwendungen (4076) Von G. Leibold,
392 S., 183 Farbfotos, 22 Zeichnungen,
geb. **DM 39,–**/S 319,–

Die farbige Kräuterfibel
(0245) Von I. Gabriel, 196 S., 49 farbige
und 97 s/w-Abb., kart.
DM 14,80/ S 119,–

Arzneikräuter und Wildgemüse
erkennen und benennen. (0459) Von
J. Raithelhuber, 144 S., 108 Farbfotos,
31 Zeichnungen, kart. **DM 16,80**/S 139,–

Falken-Handbuch
Bio-Medizin
Alles über die moderne Naturheilpraxis.
(4136) Von G. Leibold, 552 S., 16 Farb-
tafeln, 18 s/w-Fotos, 191 Zeichnungen,
Pappband. **DM 39,–**/S 319,–

**Gesund bleiben – gesund werden
durch Enzyme**
(0677) Von G. Leibold, 96 S., kart.
DM 9,80/S 79,–

**Gesund bleiben – gesund werden
durch Heilfasten**
(0713) Von G. Leibold, 108 S., kart.
DM 9,80/S 79,–

**So lebt man länger nach Dr. Le
Comptes Erfolgsmethode!**
Vital und gesund bis ins hohe Alter.
(4129) Von Dr. H. Le Compte,
P. Pervenche, 224 S., gebunden.
DM 24,80/S 198,–

**Gesundheit und Spannkraft durch
Yoga**
(0321) Von L. Frank und U. Ebbers,
112 S., 50 s/w-Fotos, kart.
DM 7,80/S 69.–

Yoga für jeden
(0341) Von K. Zebroff, 156 S., 135 Abb.,
kart. **DM 20,–**/S 160.–

Yoga für Schwangere
Der Weg zur sanften Geburt. (0777) Von
V. Bolesta-Hahn, 108/S 76 2-farbige
Abb. **DM 12,80**/S 99,–

**Yoga gegen Haltungsschäden und
Rückenschmerzen**
(0394) Von A. Raab, 104 S., 215 Abb.,
kart. **DM 6,80**/S 59.–

Hypnose und Autosuggestion
Methoden – Heilwirkungen – praktische
Beispiele. (0483) Von G. Leibold, 116 S.,
kart. **DM 7,80**/S 69.–

Autogenes Training
Anwendung · Heilwirkungen · Methoden.
(0541) Von R. Faller, 128 S., 3 Zeichnungen, kart. **DM 9,80**/S 79.–

**Die fernöstliche Fingerdrucktherapie
Shiatsu**
Anleitungen zur Selbsthilfe – Heilwirkungen. (0615) Von G. Leibold, 196 S.,
180 Abb., kart. **DM 16,80**/S 139.–

Eigenbehandlung durch Akupressur
Heilwirkungen – Energielehre – Meri-
diane. (0417) Von G. Leibold, 152 S.,
78 Abb., kart. **DM 9,80**/S 79.–

Bauch, Taille und Hüfte gezielt formen
durch **Aktiv Yoga**
(0709) Von K. Zebroff, 112 S., 102 Farbfotos, Spiralbindung, kart.
DM 14,80/S 119.–

10 Minuten täglich Tele-Gymnastik
(5102) Von B. Manz und K. Biermann,
128 S., 381 Abb., kart. **DM 12,80**/S 99.–

Gesund und fit durch Gymnastik
(0366) Von H. Pilss-Samek, 132 S.,
150 Abb., kart. **DM 7,80**/S 69.–

Stretching
Mit Dehnungsgymnastik zu Ent-
spannung, Geschmeidigkeit und Wohl-
befinden. (0717) Von H. Schulz, 80 S.,
90 s/w-Fotos, kart. **DM 7,80**/S 69.–

Schönheitspflege
Kosmetische Tips für jeden Tag. (0493)
Von H. Zander, 80 S., 25 Abb., kart.
DM 7,80/S 69.–

Natur-Apotheke
Gesundheit durch altbewährte Kräuter-
rezepte und Hausmittel.
(4156) Von G. Leibold, 236 S., 8 Farbtafeln, 100 Zeichnungen, kart.,
DM 19,80/S 159.–
(4157) Pappband, **29,80**/S 239.–

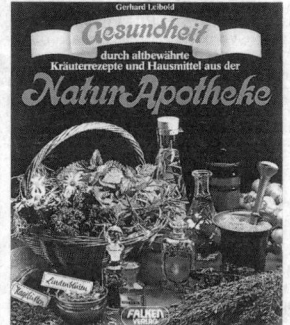

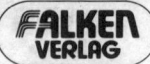

Bildatlas des menschlichen Körpers
(4177) Von G. Pogliani u. V. Vannini,
112 S., 402 Farbabb., 28 s/w-Fotos,
Pappband, **DM 29,80**/S 239.–

Fußmassage
Reflexzonentherapie am Fuß (0714) Von
G. Leibold, 96 S., 38 Zeichnungen, kart.
DM 9,80/S 79.–

Rheuma und Gicht
Krankheitsbilder, Behandlung, Therapie-
verfahren, Selbstbehandlung, richtige
Lebensführung und Ernährung. (0712)
Von Dr. J. Höder, J. Bandick, 104 S., kart.
DM 9,80/S 79.–

Krampfadern
Ursachen, Vorbeugung, Selbstbehandlung, Therapieverfahren. (0727) Von
Dr. med. K. Steffens, 96 S., 38 Abb.,
kart. **DM 9,80**/S 79.–

Gallenleiden
Krankheitsbilder, Behandlung, Therapie-
verfahren, Selbstbehandlung, Richtige
Lebensführung und Ernährung. (0673)
Von Dr. med. K. Steffens, 104 S.,
34 Zeichnungen, kart. **DM 9,80**/S 79,–

Asthma
Pseudokrupp, Bronchitis und Lungen-
emphysem. (0778) Von Prof. Dr. med.
W. Schmidt, 120 S., 56 Zeichnungen,
kart. **DM 9,80**/S 79,–

Vitamine und Ballaststoffe
So ermittle ich meinen täglichen Bedarf
(0746) Von Prof. Dr. M. Wagner,
I. Bongartz, 96 S., 6 Farbabb., zahlreiche
Tabellen, kart. **DM 9,80**/S 79.–

Die Preise entsprechen dem Status beim Druck dieses

Ratgeber Lebenshilfe

Umgangsformen heute
Die Empfehlungen des Fachausschusses
für Umgangsformen. (4015) 282 S.,
160 s/w-Fotos, 25 Zeichnungen,
Pappband. **DM 29,80**/S 239.–

Der gute Ton
Ein moderner Knigge. (0063) Von
I. Wolter, 168 S., 38 Zeichnungen,
53 s/w-Fotos, kart. **DM 9,80**/S 79.–

Tischkarten und Tischdekorationen
(5063) Von G. Vocke, 64 S., 79 Farbfotos, Pappband. **DM 12,80**/S 99.–

Haushaltstips von A bis Z
(0759) Von A. Eder, 80 S., 30 Zeichnungen, kart. **DM 7,80**/S 69.–

Wir heiraten
Ratgeber zur Vorbereitung und Fest-
gestaltung der Verlobung und Hochzeit.
(4188) Von C. Poensgen, 216 S., 8 s/w-
Fotos, 30 s/w-Zeichnungen, 8 Farbtafeln,
Pappband. **DM 19,80**/S 159,–

Kleines Dankeschön für die charmante
Gastgeberin
(2218) Von S. Gräfin Schönfeldt, 80 S.,
46 Farbabb., Pappband. **DM 9,80**/S 85,–

Die Kunst der freien Rede
Ein Intensivkurs mit vielen Übungen,
Beispielen und Lösungen. (4189) Von
G. Hirsch, 232 S., 11 Zeichnungen,
Pappband. **DM 29,80**/S 239,–

**Reden zur Taufe, Kommunion
und Konfirmation**
(0751) Von G. Georg, 96 S., kart.
DM 6,80/S 59,–

Der richtige Brief zu jedem Anlaß
Das moderne Handbuch mit 400 Muster-
briefen. (4179) Von H. Kirst, 376 S.,
Pappband. **DM 26,80**/S 218,–

**Von der Verlobung zur
Goldenen Hochzeit**
(0393) Von E. Ruge, 120 S., kart.
DM 6,80/S 59.–

Reden zur Hochzeit
Mustersprachen für Hochzeitstage.
(0654) Von G. Georg, 112 S., kart.
DM 6,80/S 59,–

**Glückwünsche, Toasts und Festreden
zur Hochzeit.**
(0264) Von I. Wolter, 128 S., 18 Zeichnungen, kart. **DM 7,80**/S 69.–

Hochzeits- und Bierzeitungen
Muster, Tips und Anregungen. (0288)
Von H.-J. Winkler, mit vielen Text- und
Gestaltungsanregungen, 116 S., 15 Abb.,
1 Musterzeichnung, kart. **DM 6,80**/S 59.–

**Kindergedichte zur Grünen, Silbernen
und Goldenen Hochzeit**
(0318) Von H.-J. Winkler, 104 S.,
20 Abb., kart. **DM 5,80**/S 49.–

Die Silberhochzeit
Vorbereitung · Einladung · Geschenkvor-
schläge · Dekoration · Festablauf · Menüs
· Reden · Glückwünsche (0542) Von K. F.
Merkle, 120 S., 41 Zeichnungen, kart.
DM 9,80/S 79.–

Großes Buch der Glückwünsche
(0255) Hrsg. von O. Fuhrmann, 240 S.,
77 Zeichnungen und viele Gestaltungs-
vorschläge, kart. **DM 9,80**/S 79.–

Neue Glückwunschfibel
für Groß und Klein. (0156) Von
R. Christian-Hildebrandt, 96 S., kart.
DM 4,80/S 39.–

Glückwunschverse für Kinder
(0277) Von B. Ulrici, 80 S., kart.
DM 5,80/S 49.–

Die Redekunst
Rhetorik · Rednererfolg (0076) Von
K. Wolter, überarbeitet von Dr. W. Tappe,
80 S., kart. **DM 5,80**/S 49.–

Reden und Ansprachen
für jeden Anlaß. (4009) Hrsg. von
F. Sicker, 454 S., gebunden.
DM 39,–/S 319.–

Reden zum Jubiläum
Musteransprachen für viele Gelegen-
heiten (0595) Von G. Georg, 112 S., kart.
DM 6,80/S 59.–

**Reden und Sprüche zu Grundstein-
legung, Richtfest und Einzug**
(0598) Von A. Bruder, G. Georg, 96 S.,
kart. **DM 6,80**/S 59.–

Reden zu Familienfesten
Musteransprachen für viele Gelegenheiten. (0675) Von G. Georg, 108 S.,
kart. **DM 6,80**/S 59.–

Festreden und Vereinsreden
Ansprachen für festliche Gelegenheiten.
(0069) Von K. Lehnhoff und E. Ruge,
88 S., kart. **DM 5,80**/S 49.–

Reden im Verein
Musteransprachen für viele Gelegenheiten. (0703) Von G. Georg, 112 S.,
kart. **DM 6,80**/S 59.–

Trinksprüche
Fest- und Damenreden in Reimen. (0791)
Von L. Metzner, 88 S., 14 s/w-Zeichnun-
gen, kart. **DM 7,80**/S 68,–

**Trinksprüche, Richtsprüche,
Gästebuchverse**
(0224) Von D. Kellermann, 80 S., kart.
DM 5,80/S 49.–

Ins Gästebuch geschrieben
(0576) Von K. H. Trabeck, 96 S.,
24 Zeichnungen, kart. **DM 7,80**/S 69.–

Poesiealbumverse
Heiteres und Besinnliches. (0578) Von
A. Göttling, 112 S., 20 Abb., Pappband.
DM 14,80/S 119.–

Verse fürs Poesiealbum
(0241) Von I. Wolter, 96 S., 20 Abb., kart.
DM 5,80/S 49.–

Rosen, Tulpen, Nelken . . .
Beliebte Verse fürs Poesiealbum
(0431) Von W. Pröve, 96 S.,
mit Faksimile-Abb., kart.
DM 5,80/S 49.–

Der Verseschmied
Kleiner Leitfaden für Hobbydichter. Mit
Reimlexikon. (0597) Von T. Parisius,
96 S., 28 Zeichnungen, kart.
DM 7,80/S 69.–

Moderne Korrespondenz
Handbuch für erfolgreiche Briefe.
(4014) Von H. Kirst und W. Manekeller,
544 S., gebunden. **DM 39,–**/S 319.–

Der neue Briefsteller
Musterbriefe für alle Gelegenheiten.
(0060) Von I. Wolter-Rosendorf, 112 S.,
kart. **DM 5,80**/S 49.–

Geschäftliche Briefe
des Privatmanns, Handwerkers, Kauf-
manns. (0041) Von A. Römer, 120 S.,
kart. **DM 6,80**/S 59.–

Behördenkorrespondenz
Musterbriefe – Anträge – Einsprüche.
(0412) Von E. Ruge, 120 S., kart.
DM 6,80/S 59.–

Musterbriefe
für alle Gelegenheiten. (0231) Hrsg. von
O. Fuhrmann, 240 S., kart.
DM 9,80/S 79.–

Privatbriefe
Muster für alle Gelegenheiten. (0114) Von
I. Wolter-Rosendorf, 132 S., kart.
DM 6,80/S 59.–

Erfolgstips für den Schriftverkehr
Briefwechsel leicht gemacht durch ein-
fachen Stil und klaren Ausdruck (0678)
Von J. Werbellin, 120 S., kart.
DM 8,80/S 74.–

Worte und Briefe der Anteilnahme
(0464) Von E. Ruge, 128 S., mit vielen
Abb., kart. **DM 9,80**/S 79.–

Reden in Trauerfällen
Musteransprachen für Beerdigungen und
Trauerfeiern (0736) Von G. Georg,
104 S., kart. **DM 6,80**/S 59,–

Lebenslauf und Bewerbung
Beispiele für Inhalt, Form und Aufbau.
(0428) Von H. Friedrich, 112 S., kart.
DM 6,80/S 59.–

Erfolgreiche Bewerbungsbriefe
und Bewerbungsformen. (0138) Von
W. Manekeller, 88 S., kart.
DM 5,80/S 49.–

Die erfolgreiche Bewerbung
Bewerbung und Vorstellung. (0173) Von
W. Manekeller, 156 S., kart.
DM 9,80/S 79.–

Die Bewerbung
Der moderne Ratgeber für Bewerbungsbriefe, Lebenslauf und Vorstellungsgespräche. (4138) Von W. Manekeller,
264 S., Pappband. **DM 19,80**/S 159.–

Vorstellungsgespräche
sicher und erfolgreich führen. (0636) Von
H. Friedrich, 144 S., kart.
DM 9,80/S 79.–

Zeugnisse im Beruf
richtig schreiben, richtig verstehen.
(0544) Von H. Friedrich, 112 S., kart.
DM 9,80/S 79.–

In Anerkennung Ihrer . . . .
**Lob und Würdigung in Briefen
und Reden.**
(0535) Von H. Friedrich, 136 S., kart.
DM 9,80/S 79.–

Erfolgreiche Kaufmannspraxis
Wirtschaftliche Grundlagen, Geld, Kredit-
wesen, Steuern, Betriebsführung, Recht,
EDV. (4046) Von W. Göhler, H. Gölz,
M. Heibel, Dr. D. Machenheimer, 544 S.,
gebunden. **DM 39,–**/S 319.–

Der Rechtsberater im Haus
(4048) Von K.-H. Hofmeister, 528 S., gebunden. **DM 39,–**/S 319.–

Arbeitsrecht
Praktischer Ratgeber für Arbeitnehmer
und Arbeitgeber. (0594) Von J. Beuthner,
192 S., kart. **DM 16,80**/S 139.–

Mietrecht
Leitfaden für Mieter und Vermieter.
(0479) Von J. Beuthner, 196 S., kart.
DM 14,80/S 119.–

Familienrecht
(4190) Von T. Drewes, R. Hollender,
368 S., Pappband. **DM 29,80**/S 239,–

Scheidung und Unterhalt
nach dem neuen Eherecht. (0403) Von
Rechtsanwalt H. T. Drewes, 109 S., mit
Kosten- und Unterhaltstabellen, kart.
DM 7,80/S 69.–

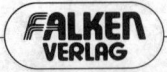

Testament und Erbschaft
Erbfolge, Rechte und Pflichten der Erben, Erbschafts- und Schenkungssteuer, Muster für Testamente. (4139) Von T. Drewes und R. Hollender, 304 S., Pappband. **DM 26,80**/S 218.–

Erbrecht und Testament
Mit Erläuterungen des Erbschaftssteuergesetzes von 1974. (0046) Von Dr. jur. H. Wandrey, 124 S., kart. **DM 6,80**/S 59.–

Endlich 18 und nun?
Rechte und Pflichten mit der Volljährigkeit. (0646) Von R. Rathgeber, 224 S., 27 Zeichnungen, kart. **DM 14,80**/S 119.–

Was heißt hier minderjährig?
(0765) Von R. Rathgeber, C. Rummel, 148 S., 63 Abb., kart. **DM 14,80**/S 119.–

Erfolgreiche Bewerbung um einen Ausbildungsplatz
(0715) Von H. Friedrich, 136 S., kart. **DM 9,80**/S 79,–

Elternsache Grundschule
(0692) Hrsg. von K. Meynersen, 324 S., kart. **DM 26,80**/S 218,–

Sexualberatung
(0402) Von Dr. M. Röhl, 168 S., 8 Farbtafeln, 17 Zeichnungen, Pappband. **DM 19,80**/S 159.–

Die Kunst des Stillens nach neuesten Erkenntnissen
(0701) Von Prof. Dr. med. E. Schmidt/S. Brunn, 112 S., 20 Fotos und Zeichnungen, kart. **DM 9,80**/S 79,–

Wenn Sie ein Kind bekommen
(4003) Von U. Klamroth, Dr. med. H. Oster, 240 S., 86 s/w-Fotos, 30 Zeichnungen, Pappband. **DM 24,80**/S 198.–

Vorbereitung auf die Geburt
Schwangerschaftsgymnastik, Atmung, Rückbildungsgymnastik. (0251) Von S. Buchholz, 112 S., 98 s/w-Fotos, kart. **DM 6,80**/S 59.–

Wie soll es heißen?
(0211) Von D. Köhr, 136 S., kart. **DM 5,80**/S 49.–

Das Babybuch
Pflege · Ernährung · Entwicklung. (0531) Von A. Burkert, 128 S., 16 Farbtafeln, 38 s/w-Fotos, 30 Zeichnungen, kart. **DM 12,80**/ S 99.–

Die neue Lebenshilfe Biorhytmik
Höhen und Tiefen der persönlichen Lebenskurven vorausberechnen und danach handeln. (0458) Von W. A. Appel, 157 S., 63 Zeichnungen, Pappband. **DM 12,80**/S 99.–

Mitmachen – die Umwelt retten!
Das Öko-Testbuch
Analysen und Experimente zur Eigeninitiative. (4160) Von M. Häfner, 400 Farbfotos, 137 farbige Zeichnungen, Pappband. **DM 39,–**/S 319,–

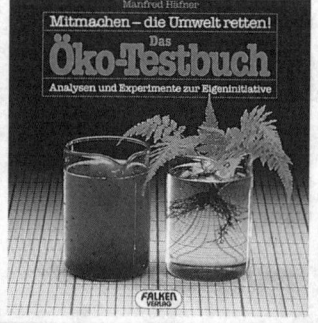

Vom Urkrümel zum Atompilz
Evolution – Ursache und Ausweg aus der Krise. (4181) Von Jürgen Voigt, 188 S., 20 Farb- und 70 s/w-Fotos, 32 Zeichnungen, kart. **DM 19,80**/S 159,–

Der Sklave Calvisius
Alltag in einer römischen Provinz 150 n. Chr. (4058) Von A. Ammermann, T. Röhrig, G. Schmidt, 120 S., 99 Farbabb., 47 s/w-Abb., Pappband. **DM 19,80**/S 159.–
ZDF · ORF · DRS

Kompaß Jugend-Lexikon
(4096) Von R. Kerler, J. Blum, 336 S., 766 Farbfotos, 39 s/w-Abb., Pappband. **DM 29,80**/S 239.–

Dinosaurier
und andere Tiere der Urzeit. (4219) Von G. Alschner, 96 S., 81 großformatige Farbzeichnungen, 4 s/w-Fotos, Pappband. **DM 24,80**/S 198.–

Astrologie
Das Orakel der Sterne. (2211) Von B. A. Mertz, 80 S., 42 Farb- und 15 s/w-Fotos, Pappband. **DM 9,80**/S 85,–

Psycho-Tests
– Erkennen Sich sich selbst. (0710) Von B. M. Nash, R. B. Monchick, 304 S., 81 Zeichnungen, kart. **DM 16,80**/S 139.–

Falken-Handbuch **Astrologie**
Charakterkunde · Schicksal · Liebe und Beruf · Berechnung und Deutung von Horoskopen · Aszendenttabelle. (4068) Von B. A. Mertz, 342 S., mit 60 erläuternden Grafiken, gebunden. **DM 29,80**/S 239.–

Selbst Wahrsagen mit Karten
Die Zukunft in Liebe, Beruf und Finanzen. (0404) Von R. Koch, 112 S., 252 Abb., Pappband. **DM 12,80**/S 99.–

Weissagen, Hellsehen, Kartenlegen ...
Wie jeder die geheimen Kräfte ergründen und für sich nutzen kann. (4153) Von G. Haddenbach, 192 S., 40 Zeichnungen, Pappband. **DM 16,80**/S 139.–

Frauenträume, Männerträume
und ihre Bedeutung. (4198) Von G. Senger, 272 S., mit Traumlexikon, Pappband. **DM 29,80**/S 239,–

Wahrsagen mit Tarot-Karten
(0482) Von E. J. Nigg, 112 S., 4 Farbtafeln, 52 s/w-Fotos, Abb., Pappband. **DM 14,80**/S 119.–

Aztekenhoroskop
Deutung von Liebe und Schicksal nach dem Aztekenkalender. (0543) Von C.-M. und R. Kerler, 160 S., 20 Zeichnungen, Pappband. **DM 9,80**/S 79.–

Was sagt uns das Horoskop?
Praktische Einführung in die Astrologie. (0655) Von B. A. Mertz, 176 S., 25 Zeichnungen, kart. **DM 9,80**/S 79.–

Das Super-Horoskop
Der neue Weg zur Deutung von Charakter, Liebe und Schicksal nach chinesischer und abendländischer Astrologie. (0465) Von G. Haddenbach, 175 S., kart. **DM 9,80**/S 79.–

Liebeshoroskop für die 12 Sternzeichen
Alles über Chancen, Beziehungen, Erotik, Zärtlichkeit, Leidenschaft. (0587) Von G. Haddenbach, 144 S., 11 Zeichnungen, kart. **DM 7,80**/S 69.–

Die 12 Sternzeichen
Charakter, Liebe und Schicksal. (0385) Von G. Haddenbach, 160 S., Pappband. **DM 12,80**/S 99.–

Die 12 Tierzeichen im chinesischen Horoskop
(0423) Von G. Haddenbach, 128 S., Pappband. **DM 9,80**/S 79.–

Sternstunden
für Liebe, Glück und Geld, Berufserfolg und Gesundheit. Das ganz persönliche Mitbringsel für Widder (0621), Stier (0622), Zwillinge (0623), Krebs (0624), Löwe (0625), Jungfrau (0626), Waage (0627), Skorpion (0628), Schütze (0629), Steinbock (0630), Wassermann (0631), Fische (0632) Von L. Cancer, 62 S., durchgehend farbig, Zeichnungen, Pappband. **DM 5,–**/S 39.–

So deutet man Träume
Die Bildersprache des Unbewußten. (0444) Von G. Haddenbach, 160 S., Pappband. **DM 9,80**/S 79,–

Die Famillie im Horoskop
Glück und Harmonie gemeinsam erleben – Probleme und Gegensätze verstehen und tolerieren. (4161) Von B. A. Mertz, 296 S., 40 Zeichnungen, kart. **DM 19,80**/S 159,–

Erkennen Sie Psyche und Charakter durch **Handdeutung**
(4176) Von B. A. Mertz, 252 S., 9 s/w-Fotos, 160 Zeichnungen, Pappband. **DM 36,–**/S 298,–

Falken-Handbuch
Kartenlegen
Wahrsagen mit Tarot-, Skat-, Lenormand- und Zigeunerblättern. (4226) Von B. A. Mertz, 288 S., 38 Farb- und 108 s/w-Abb. Pappband. **DM 39,–**/S 319,–

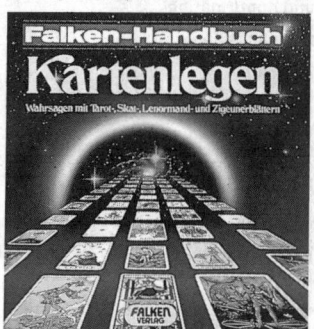

I Ging der Liebe
Das altchinesische Orakel für Partnerschaft und Ehe. (4244) Von G. Damian-Knight, 320 S., 64 s/w-Zeichnungen, Pappband. **DM 29,80**/S 239,–

Wenn die Schwalben niedrig fliegen
Bauernregeln
(2208) Von G. Haddenbach, 80 S., 52 Farbfotos, Pappband. **DM 9,80**/S 85,–

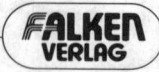

Computer

Computer Grundwissen
Eine Einführung in Funktion und Einsatzmöglichkeiten. (4302) Von W. Bauer,
176 Seiten, 193 Farb- und 12 s/w-Fotos,
37 Computergrafiken, kart.,
DM 29,80/S 239.–
(4301) Pappband, **DM 39,–**/S 312.–

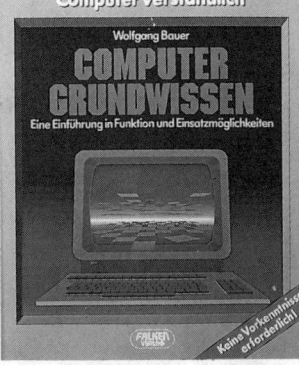

Computer verständlich

Wolfgang Bauer

COMPUTER GRUNDWISSEN
Eine Einführung in Funktion und Einsatzmöglichkeiten

Keine Vorkenntnisse erforderlich!

Einführung in die Programmier-
sprache BASIC. (4303) Von S. Curran
und R. Curnow, 192 S., 92 Zeichnungen,
Spiralbindung. **DM 19,80**/S 159.–

Lernen mit dem Computer. (4304)
Von S. Curran und R. Curnow, 144 S.,
34 Zeichnungen, Spiralbindung,
DM 19,80/S 159.–

Computerspiele, Grafik und Musik
(4305) Von S. Curran und R. Curnow,
148 S., 46 Zeichnungen, Spiralbindung.
DM 19,80/S 159.–

dBase III
Einführung für Einsteiger und Nach-
schlagewerk für Profis. (4310) Von
J. Brehm, G. A. Karl, 212 S., 22 s/w-
Fotos, 3 Zeichnungen,
DM 58,–/S 460,–

Das Medienpaket
Buch und Programmdiskette „dBase III"
zusammen (4312) **DM 98,–**/S 784,

Grundwissen
Informationsverarbeitung
(4314) Von H. Schiro, 312 S., 59 s/w-
Fotos, 133 s/w-Zeichnungen, Pappband.
DM 58,–/S 460,–

Lernhilfen

Deutsch für Ausländer im
Selbstunterricht
Ausgabe für Jugoslawen
(0261) Von I. Hladek und E. Richter,
132 S., 62 Zeichnungen, kart.
DM 9,80/S 79.–

Deutsch – Ihre neue Sprache.
Grundbuch (0327) Von H.-J. Demetz und
J. M. Puente, 204 S., mit über 200 Abb.,
kart. **DM 14,80**/S 119.–

Glossar Italienisch
(0329) Von H.-J. Demetz und
J. M. Puente, 74 S., kart.
DM 9,80/S 79.–

In gleicher Ausstattung:
Glossar Spanisch (0330)
DM 9,80/S 79.–

Glossar Serbokroatisch (0331)
DM 9,80/S 79.–

Glossar Türkisch (0332)
DM 9,80/S 79.–

Glossar Arabisch (0335)
DM 9,80/S 79.–

Glossar Französisch (0337)
DM 9,80/S 79.–

Das Deutschbuch
Ein Sprachprogramm für Ausländer,
Erwachsene und Jugendliche.
Autorenteam: J. M. Puente,
H.-J. Demetz, S. Sargut, M. Spohner.

Grundbuch Jugendliche
(4915) Von Puente, Demetz, Sargut,
Spohner, Hirschberger, Kersten,
von Stolzenwaldt, 256 S., durchgehend
zweifarbig, kart. **DM 19,80**/S 159.–

Grundbuch Erwachsene
(4901) Von Puente, Demetz, Sargut,
Spohner, 292 S., durchgehend zweifarbig, kart. **DM 24,80**/S 198.–

Arbeitsheft
zu Grundbuch Erwachsene und Jugendliche. (4903) Von Puente, Demetz,
Sargut, Spohner, 160 S., durchgehend
zweifarbig, kart. **DM 16,80**/S 139.–

Aufbaukurs
(4902) Von Puente, Sargut, Spohner,
232 S., durchgehend zweifarbig, kart.
DM 22,80/S 182.–

Lehrerhandbuch Grundbuch
Erwachsene
(4904) 144 S., kart. **DM 14,80**/S 119.–

Lehrerhandbuch Grundbuch
Jugendliche
(4929) 120 S., kart. **DM 14,80**/S 119.–

Lehrerhandbuch Aufbaukurs
(4930) 64 S., kart. **DM 9,80**/S 79.–

Glossare Erwachsene:

Türkisch
(4906) 100 S., kart. **DM 9,80**/S 79.–

Englisch
(4912) 100 S., kart. **DM 9,80**/S 79.–

Französisch
(4911) 104 S., kart. **DM 9,80**/S 79.–

Spanisch
(4909) 98 S., kart. **DM 9,80**/S 79.–

Italienisch
(4908) 100 S., kart. **DM 9,80**/S 79.–

Serbokroatisch
(4914) 100 S., kart. **DM 9,80**/S 79.–

Griechisch
(4907) 102 S., kart. **DM 9,80**/S 79.–

Portugiesisch
(4910) 100 S., kart. **DM 9,80**/S 79.–

Polnisch
(4913) 102 S., kart. **DM 9,80**/S 79.–

Arabisch
(4905) 100 S., kart. **DM 9,80**/S 79.–

Glossare Jugendliche:

Türkisch
(4927) 104 S., kart. **DM 9,80**/S 79.–

Italienisch
(4932) Von A. Baumgartner, 104 S., kart.
DM 9,80/S 79.–

Spanisch
(4933) Von M. Weidemann, 104 S., kart.
DM 9,80/S 79.–

Serbokroatisch
(4934) Von M. Vuckovic, 104 S., kart.
DM 9,80/S 79.–

Griechisch
(4936) Von Dr. G. Tzounakis, 112 S., kart.
DM 9,80/S 79.–

Tonband Grundbuch Erwachsene
(4916) Ø 18 cm. **DM 125,–**/S 1.000.–

Tonband Grundbuch Jugendliche
(4917) Ø 18 cm. **DM 125,–**/S 1.000.–

Tonband Aufbaukurs
(4918) Ø 18 cm. **DM 125,–**/S 1.000.–

Tonband Arbeitsheft
(4919) Ø 18 cm. **DM 89,–**/S 712.–

Kassetten Grundbuch Erwachsene
(4920) 2 Stück à 90 Min. Laufzeit.
DM 39,–/S 319.–

Kassetten Grundbuch Jugendliche
(4921) 2 Stück à 90 Min. Laufzeit.
DM 39,–/S 319.–

Kassetten Aufbaukurs
(4922) 2 Stück à 90 Min. Laufzeit.
DM 39,–/S 319.–

Kassette Arbeitsheft Grundbuch
(4923) 60 Min. Laufzeit.
DM 19,80/S 159.–

Overheadfolie Grundbuch Erwachsene
(4924) 60 Stück **DM 159,–**/S 1.270.–

Overheadfolien Grundbuch
Jugendliche
(4925) 59 Stück. **DM 159,–**/S 1.270.–

Overheadfolien Aufbaukurs
(4931) 54 Stück. **DM 159,–**/S 1.270.–

Diapositive Grundbuch Erwachsene
(4926) 300 Stück. **DM 398,–**/S 3.184.–

Bildkarten
zum Grundbuch Jugendliche und
Erwachsene. (4928) 200 Stück.
DM 159,–/S 1.270.–

Arbeitshefte für ausländische Jugendliche in der Berufsvorbereitung
Fachsprache im projektorientierten/
fachübergreifenden Unterricht
Metall 1
(4937) Von S. Sargut, M. Spohner, 96 S.,
30 Farbfotos, 100 Zeichnungen, kart.
DM 14,80/S 119.–

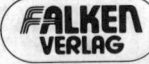

FALKEN VERLAG

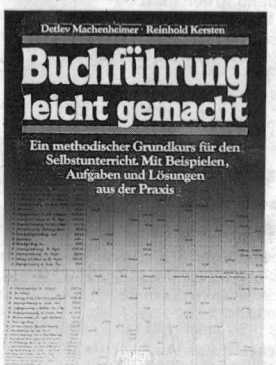
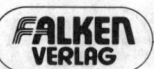